KATRIN REICHELT | SVEN SOMMER

Die magische 11 der
Homöopathie

THEORIE

PRAXIS

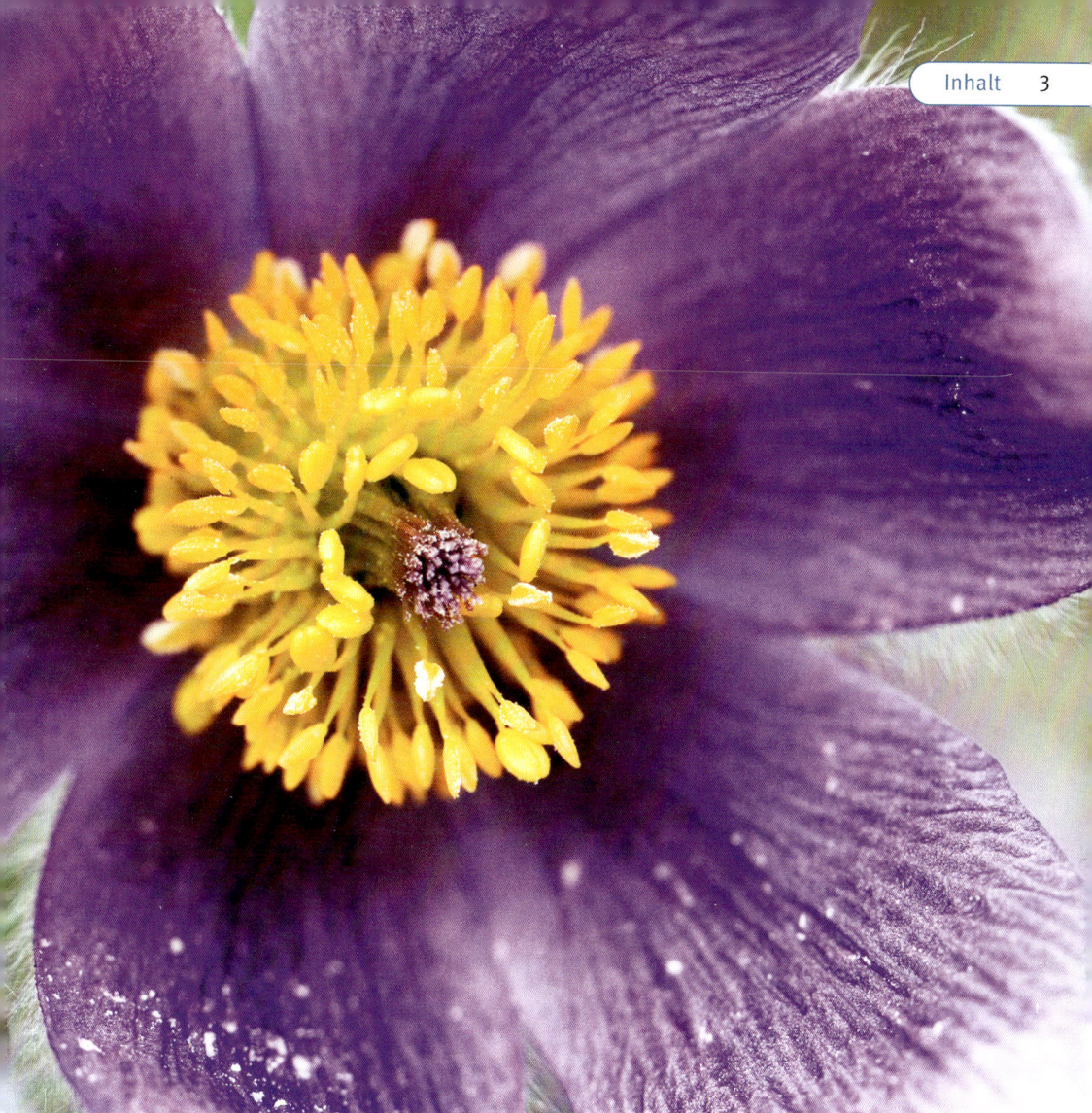

SERVICE

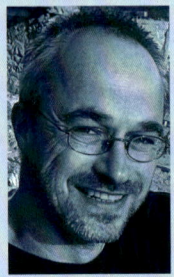

Sven Sommer studierte zunächst Chemie, bevor er Heilpraktiker wurde. Seit 1992 arbeitet der Absolvent der Heilpraktikerschule Josef Angerer in München in eigener Praxis. Seine Schwerpunkte sind Homöopathie, Bach-Blüten und Akupunktur. Zum Thema Homöopathie hat er bislang elf Bücher verfasst, die in mehr als 15 Ländern erschienen sind und über eine Million Mal verkauft wurden. Mehr zu Sven Sommer und seinen Büchern finden Sie auf seiner Webseite: www.svensommer.com.

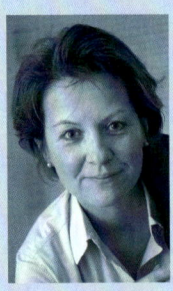

Katrin Reichelt studierte Englisch, Französisch und Spanisch. Seit ihrer Ausbildung zur Redakteurin bei BILD im Axel-Springer-Verlag arbeitet sie als freie Journalistin und Autorin mit Schwerpunkt Medizin für verschiedene große Verlage. 2006 schrieb sie ihr erstes Buch über Homöopathie und ist seit drei Jahren Chefredakteurin eines Homöopathie-Magazins. Im letzten Jahr ging ihr Online-Magazin ans Netz, das sowohl humanitäre als auch homöo-pathische Themen enthält.

EIN WORT ZUVOR

Die Homöopathie ist zu einer der wichtigsten Heilmethoden unserer Zeit geworden: sanft zu Körper und Seele, stark in der Wirkung und im Einklang mit der Natur.
Seit Jahrhunderten fasziniert sie die führenden Köpfe aus den Bereichen Kultur, Wissenschaft, Politik und Friedensbewegung. So äußerte der indische Friedenskämpfer Mahatma Gandhi: »Dr. Hahnemann besaß einen genialen Geist. (…) Ich verneige mich in Ehrfurcht vor seinem Können und vor dem großartigen humanitären Werk, welches er schuf.« Die Stärke der Homöopathie liegt in dem heilenden Impuls, den sie im Körper freisetzt – ein Impuls, der sanft regulierend auf die Selbstheilungskräfte des Organismus wirkt, statt Symptome gewaltsam zu unterdrücken.
Homöopathie ist leicht nachzuvollziehen: kein Fachchinesisch, sondern anschauliche Symptombeschreibungen, die jeder Mensch aus seinem eigenen Leben kennt. Und das Beste: Die immer gleichen Mittel haben sich in der Selbstmedikation ebenso bewährt wie in der Praxis und in der klinischen Medizin. Von diesen millionenfach erprobten «Rennern» soll in diesem Buch die Rede sein. Sie werden Ihre verlässlichen Gefährten auf dem Weg zu mehr Gesundheit und Wohlbefinden sein.
Arnica und Aconitum, Belladonna und Nux vomica: Aus den Geheimtipps des 18. Jahrhunderts haben sich im Laufe der Zeit moderne Bestseller entwickelt.
Wir haben für Sie die «magischen 11» der Homöopathie zusammengestellt (ab Seite 36) und diese nach den Stärken geordnet, bei denen sie immer wieder ihre Wirksamkeit bewiesen haben. In diesem Buch profitieren Sie von der Erfahrung aus über 200 Jahren – gesammelt von Ärzten, Heilpraktikern, Therapeuten und Menschen wie Sie und wir.

Katrin Reichelt und Sven Sommer

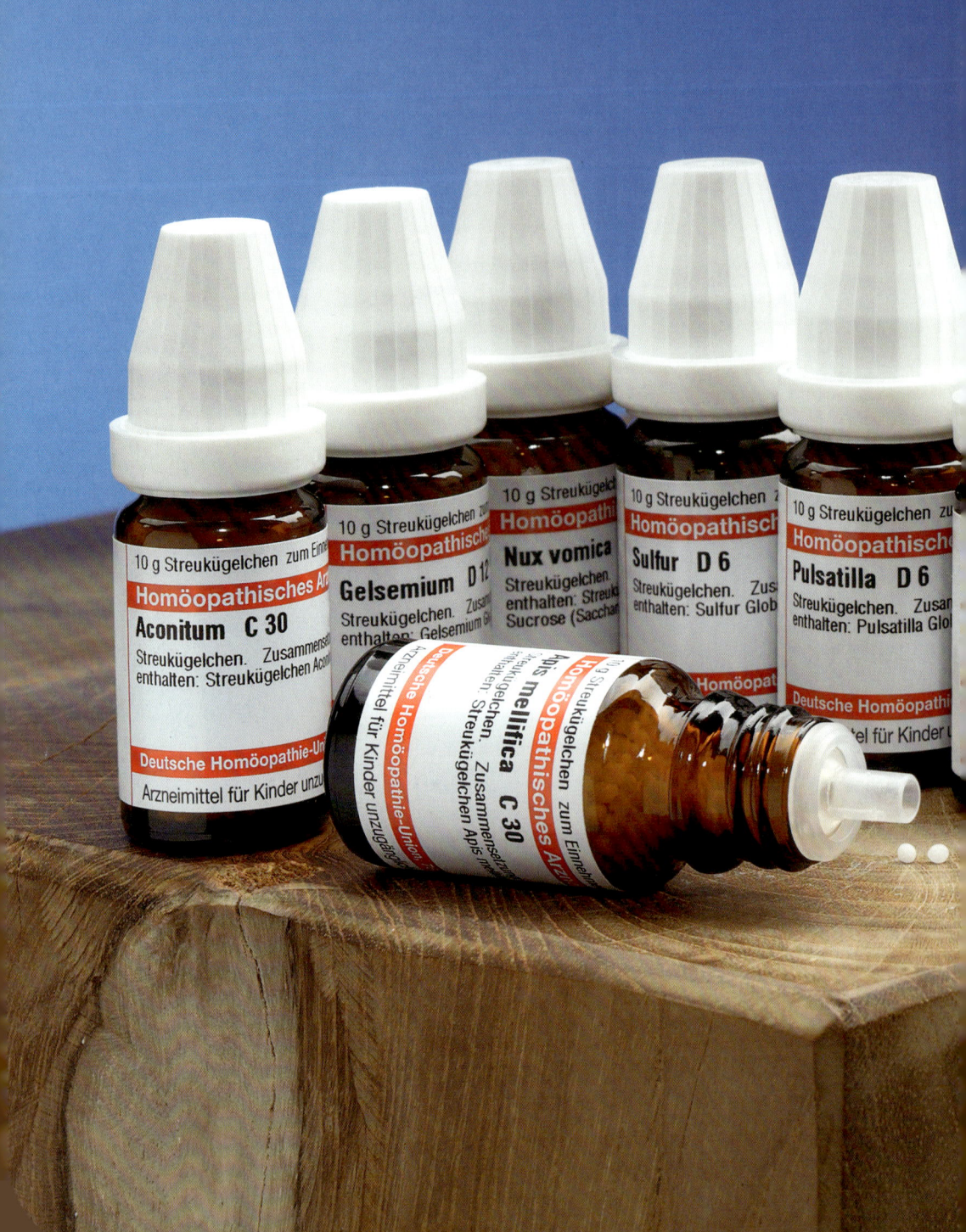

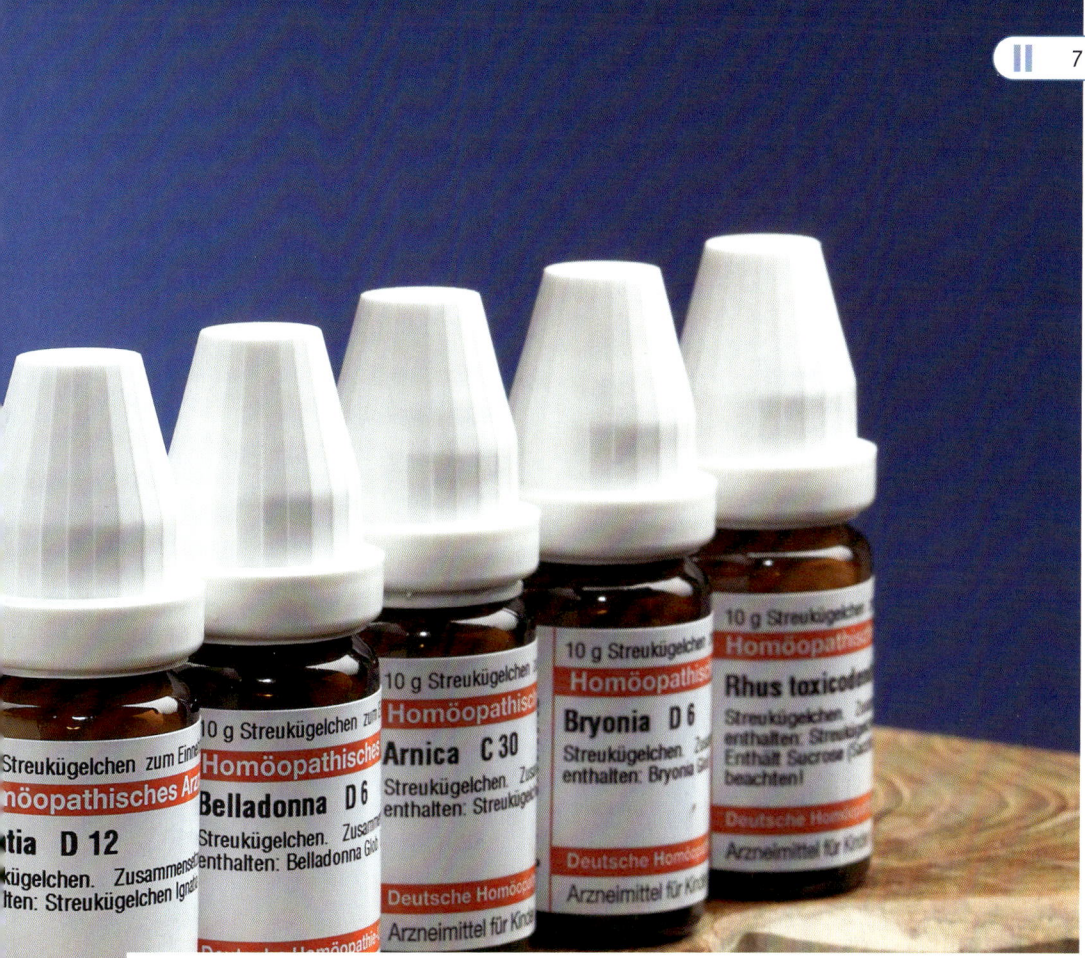

HAHNEMANNS BESTSELLER

Diese Mittel haben sich millionenfach bewährt: Mit den »großen 11« der Homöopathie können Sie Ihre Gesundheit und die Ihrer Familie auf vielfältige Weise schützen.

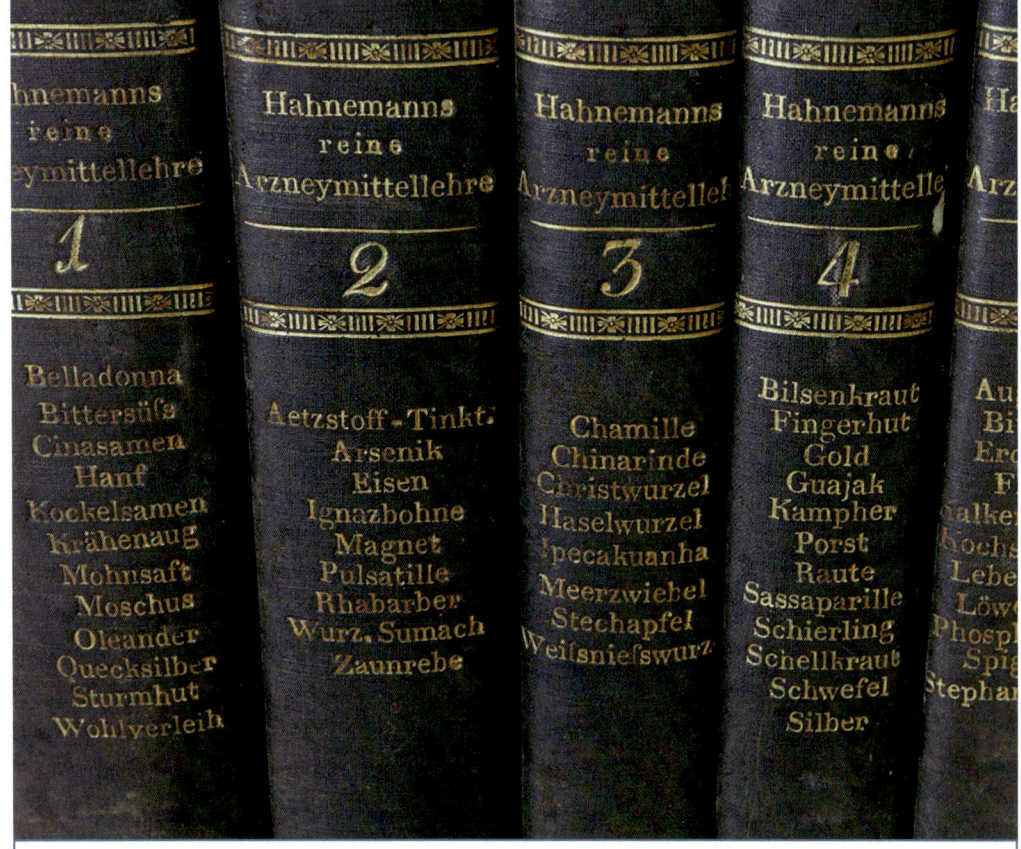

Homöopathie ist Erfahrungsmedizin

Als Samuel Hahnemann am Ausgang des 18. Jahrhunderts die Wirksamkeit homöopathischer Arzneien entdeckte, bewegte er sich auf dünnem Eis: Die einen Zeitgenossen nannten ihn genial, die anderen beschimpften ihn als Quacksalber. Doch Hahnemann ließ sich nicht beirren. Er hatte die Brachialmethoden seiner Ära wie Aderlass und Klistier gründlich satt. Wo blieb der Mensch als Ganzes? Seine Geschichte? Seine Seele? Samuel Hahnemann erkannte, in welchem Zustand sich seine Patienten tatsächlich befanden. Sein weiches Herz unter der jähzornigen Schale wollte ihre Lebensgeschichte bis ins kleinste Detail erforschen. Er wurde nicht müde, im Pflanzen-, Tier- und Mineralreich nach heilenden Antworten zu suchen.

Vom Versuch zum Bestseller

Selbst wenn Hahnemanns Selbstversuche mit teilweise hochgiftigen Wirkstoffen aus heutiger Sicht radikal erscheinen mögen – nichts kann die menschliche Erfahrung ersetzen: keine Maus, kein Schwein, kein Laborversuch. Erst, wenn eine genügend große Anzahl Menschen mit einer Methode ihre Erfahrungen gemacht hat, wenn alle Fakten auf dem Tisch liegen, erst dann können sich Gesetzmäßigkeiten offenbaren. Eine davon ist, dass bei bestimmten akuten Beschwerden die immer gleichen Arzneien der Homöopathie eine hervorragende Wirkung zeigen!

Belladonna (ab Seite 50) bei Mittelohrentzündung, *Arnica* (ab Seite 36) bei stumpfen Verletzungen, *Thuja* (Seite 112) bei Warzen und *Aconitum* (ab Seite 85) als ultimative Notfallmedizin. Dies sind nur vier der wichtigsten elf Mittel, die in diesem Buch (ab Seite 36) vorgestellt und besprochen werden.

DER GEIST HAHNEMANNS

Samuel Hahnemann (1755–1843) war schon als Kind ein Revolutionär: Er lief mit 13 Jahren von zu Hause fort, weil sein Vater die Schule nicht mehr bezahlen konnte. Erst, als seine Mutter sich für ihn stark machte, durfte der hochbegabte Knabe seine Studien mit Hilfe eines Stipendiums fortsetzen. Er sprach sieben Sprachen, studierte außer Medizin noch Pharmazie und Chemie.

HOMÖOPATHIE BEDEUTET »ÄHNLICH LEIDEN«

Das Wort Homöopathie stammt aus dem Griechischen, es setzt sich zusammen aus »homoios« = ähnlich und «pathos« = leiden. Und genau dazu hatte sich der kompromisslose Hahnemann entschieden: Er testete zahllose Substanzen an sich selbst und notierte jede einzelne Wirkung, die diese an ihm und später auch an anderen gesunden Menschen auslösten. Seine Theorie war folgende: Das, was bei einem gesunden Menschen bestimmte Beschwerden auslöst, vermag einen Kranken, der unter ganz ähnlichen Symptomen leidet, gesund zu machen. Hahnemann ging davon aus, dass die jeweils genau passende Substanz einen Heilreiz auslösen könnte, dass sie die körpereigene Immunabwehr aktivieren würde und dass Körper und Seele wieder zu ihrem natürlichen Gleichgewicht zurückfänden. Die Geschichte der Homöopathie gab Hahnemann schließlich recht.

Die Entwicklung geht weiter

ES GEHT AUCH
SANFTER
»Es gibt Menschen, die
in Anbetracht der Medika-
menten-Empfindlichkeit,
der Medikamenten-Unver-
träglichkeit, der Medika-
menten-Schäden und
des Medikamenten-
Missbrauchs die Notwen-
digkeit der Homöopathie
einsehen.«
Prof. Dr. Mathias Dorcsi
(1923–2001)

Mit Hahnemanns Klassischer Homöopathie, die immer nur ein Mittel einsetzte, war die Suche nach einer einfachen, natürlichen Methode keineswegs zu Ende. Etwa 100 Jahre nach Hahnemanns Tod trat 1953 ein Mann ins Rampenlicht, der den ersten Spuren der bewährten Indikationen – also der Anwendung immer gleicher homöopathischer Mittel bei ganz bestimmten Beschwerden – konsequent folgte: Prof. Dr. Mathias Dorcsi.

Er lehrte Homöopathie an der Universität Wien und begründete die Wiener Schule. Hier werden die Erkenntnisse Hahnemanns um die klinischen Erfahrungen erweitert. Dorcsi leitete seine Studenten an, nach diesen Gesetzmäßigkeiten, die sowohl er als auch zahlreiche seiner Vorgänger in ihrer Praxis beobachtet hatten, zu suchen und die Ergebnisse systematisch zu dokumentieren. So wie Hahnemann zu seiner Zeit stieß auch Dorcsi mit den »bewährten Indikationen« keineswegs nur auf ungeteilte Begeisterung. Er wurde sogar so stark kritisiert, dass der neue Ansatz nach einigen Jahren in einer Rückbesinnung auf die Klassische Homöopathie im Keim zu ersticken drohte. Doch der Professor forschte eisern weiter und blieb konsequent bei dem von ihm eingeschlagenen Weg.

Ihm ist es zu verdanken, dass die Homöopathie in der klinischen Kinderheilkunde eingeführt wurde. Im Haunerschen Kinderspital in München konnte er schließlich seinen Traum verwirklichen, Schulmedizin und Homöopathie zu vereinen. Dass Hahnemanns Heilmethode heute an immer mehr Universitäten in Lehre, Forschung und Therapie eingesetzt wird – dass diese es überhaupt wagen, sie auf einen klinisch anwendbaren Nenner zu bringen –, das geht in hohem Maße auf Dorcsis Initiative zurück.

Die Wiege der Selbstbehandlung

Während der Professor seine Patienten zunehmend nach den Regeln der »bewährten Indikationen« behandelte, verdichteten sich in den folgenden Jahrzehnten die Erfahrungen der Menschen, die Homöopathie zunehmend als Methode der Selbstbehandlung ausprobierten und mit Erfolg anwendeten:

> Mütter tauschten Erfahrungen auf dem Spielplatz aus, welche Kügelchen ihren Kindern bei Schnupfen (Seite 54), Fieber (Seite 85 ff.) oder Prellungen (Seite 36 ff.) halfen.
> Freundinnen gaben sich Ratschläge, was bei hormonellen Schwankungen (Seite 57) als homöopathische Behandlungsmöglichkeit zur Verfügung stehe.
> Ehefrauen begannen damit, Stresssymptome und Katerstimmung (Seite 44 ff.) bei ihren Ehemännern durch Homöopathie zu lindern.
> Hebammen setzten die Kügelchen zur Erleichterung der Geburt ein, brachten den Milchfluss in Gang und halfen den Babys, ihren Weg in die Welt leichter zu verkraften.

Eine regelrechte Homöopathie-Bewegung war in Gang gekommen. Als Gesundheitsmanagerinnen ihrer Familien waren vor allem die Frauen Vorreiter. Sie entdeckten im Kleinen, was Dorcsi in der Klinik bereits gesucht und gefunden hatte: Homöopathie ist eine einfache, schonende und nebenwirkungsarme Methode, sowohl als alleinige therapeutische Maßnahme als auch ergänzend zu jedem anderen medizinischen Verfahren.

Im Laufe der Zeit war deutlich geworden: Nicht nur die von Klassischen Homöopathen (Seite 25 ff.) vertretene, höchst individuelle Gabe von Einzelmitteln ist Erfolg versprechend, sondern auch die Anwendung bewährter Mittel.

In »Die magischen 11 der Homöopathie« treffen sich beide Ansätze unter dem großen Dach von Samuel Hahnemann.

Bewährtes kombinieren

Kann eine Vorgehensweise die andere ersetzen? Nein. Beide können jedoch voneinander lernen und sich sinnvoll ergänzen!

So, wie Sie nicht gleich zu einem Schulmediziner gehen, wenn Sie Schnupfen oder Fieber bekommen, muss auch nicht sofort ein homöopathischer Arzt oder Therapeut befragt werden, welches das richtige Mittel für Ihre akuten Symptome ist. Zunächst kann man auf die bewährten Arzneien in diesem Buch zurückgreifen oder sie sogar mit Großmutters Hausrezepten kombinieren.

KEIN GEHEIMTIPP MEHR

Bereits Johann Wolfgang von Goethe, ein Zeitgenosse Hahnemanns, schrieb einen begeisterten Brief über »die Lehre dieses wundersamen Arztes«.

Ein Beispiel: Ihr Kind bekommt plötzlich hohes Fieber und weist Symptome von *Aconitum* (ab Seite 86) auf. In diesem Fall ist *Aconitum* die passende homöopathische »Erste Hilfe«. Sie ruft sofort die körpereigenen Abwehrkräfte auf den Plan. Falls erforderlich, können Sie diese Maßnahme bei Temperaturen über 38,5 °C durch die altbewährten kühl-feuchten (nicht kalten!) Wadenwickel ergänzen. Sie regulieren die Temperatur des Körpers nach unten. Wechseln Sie die Baumwollwickel jedes Mal, wenn sie die Körpertemperatur angenommen haben. Der Kreislauf wird so entlastet, ohne dass das Fieber, z. B. durch Tabletten oder Zäpfchen, gewaltsam heruntergedrückt wird. Das ist deshalb so wichtig, weil Fieber an sich keine Krankheit ist. Es ist lediglich ein Zeichen dafür, dass Ihre Immunkräfte aktiviert wurden und nun versuchen, Krankheitserreger zu bekämpfen. Die Homöopathie unterstützt diesen wichtigen und natürlichen Prozess Ihres Immunsystems. Sollten sich die Symptome innerhalb von 48 Stunden nicht deutlich gebessert oder sich sogar verschlechtert haben, dann müssen Sie einen Arzt um Hilfe bitten.

WICHTIG
Wenn Sie oder Ihr Kind zu Fieberkrämpfen neigen, muss die Temperatur unbedingt gesenkt werden, weil es sonst zu Schäden im zentralen Nervensystem kommen kann. Fragen Sie in diesem Fall immer Ihren Arzt!

Sich selbst besser kennenlernen

»Hier hilft mir immer dies. Dort wirkt stets das.« Auf Grund ihrer Erfahrungen und der wachsenden Anzahl ausgezeichneter homöopathischer Ratgeber haben viele Menschen damit begonnen, selbst zu entscheiden, welche Arznei bei ihren akuten Symptomen am besten wirkt. Ärzte fangen an, Patienten in ihrem Bestreben nach Eigenverantwortlichkeit zu unterstützen. So kam ein Rad in Schwung, das nicht nur den Gebrauch der Homöopathie neu definiert hat; auch die Schulmedizin entwickelt eine neue Art von Beziehung zwischen Arzt und Patient – ein Vertrauensverhältnis auf Augenhöhe.

Vor nicht allzu langer Zeit haben Patienten ihrem Arzt noch verschwiegen, dass sie bei ihrer Therapie allein oder zusätzlich Homöopathie (oder auch andere alternative Heilverfahren) nutzen – aus Angst, diesen zu verärgern, oder vor dessen abschätzigen Kommentaren wie »Wenn Sie dran glauben …«.

Doch inzwischen ist der Sog zu groß geworden. Erlebte Wirksamkeit ist stärker als alle Zweifel, oder, wie der große Arzt und Wissenschaftler Paracelsus (1493–1541) formulierte: »Wer heilt, hat recht.« Homöopathie liegt unter den Top 3 der alternativen und der komplementären Medizin und wird mittlerweile auch von Schulmedizinern ernst genommen.

Die amerikanischen Mayo-Brüder William und Charles, die zu Beginn des 20. Jahrhunderts eines der berühmtesten diagnostischen Zentren der Welt in Rochester/USA gründeten, gaben ihrer Hoffnung Ausdruck, die Homöopathie möge eines nicht allzu fernen Tages Einzug in die klinische Medizin halten (siehe Seite 122, »The Homeopathic Revolution«). Hierin sahen sie die große Chance für die häusliche Gesundheitsfürsorge.

In dem riesigen Zentrum ist es üblich, dass sich alle Ärzte und Experten, die bei einer bestimmten Krankheit mit einbezogen werden, mit dem Patienten an einen Tisch setzen und entsprechend dessen Wünschen ein ganzheitliches Konzept erarbeiten, in das alle Aspekte komplementärer Medizin mit eingebettet werden können.

Aber erst jetzt, fast 100 Jahre später, beginnen auch Ärzte in Deutschland, sich mit den tatsächlichen Möglichkeiten dieser Vorgehensweise konsequent auseinanderzusetzen. Besser spät als nie: Auf diese Weise erweitern sie nicht nur ständig ihren eigenen Wissensschatz, sondern auch den ihrer Patienten.

Medizin von Menschen für Menschen

In diesem Sinne hat jeder Mensch, der die Homöopathie bereits nutzt oder genutzt hat, zu diesem Buch beigetragen. Mit jeder Gabe *Apis* gegen Insektenstiche oder *Pulsatilla* bei Hormonschwankungen, von *Rhus toxicodendron* bei Rückenschmerzen durch Überlastung oder *Nux vomica* gegen Kater haben sie definiert, welches die »Renner« der Homöopathie sind – und wann und warum man sich auf sie verlassen kann.

Die »magischen 11« der Homöopathie sind das Ergebnis – Erfahrungen, die Sie und andere gemacht und die wir aufgeschrieben haben. Ihr persönlicher Kompass durch den Dschungel der zahlreichen homöopathischen Arzneien. Im Zentrum stehen jedoch

GEMEINSAM STARK
Unter komplementärer Medizin versteht man die gemeinsame Nutzung von alternativen und schulmedizinischen Heilverfahren.

immer die Bestseller – jene Arzneimittel, die sich am häufigsten bewährt haben, flankiert von erfahrenen Weggefährten.

Arnica – die Nr. 1 der »magischen 11«

Nehmen Sie als Beispiel das Thema Verletzungen. Die unumstrittene Nr. 1 in der Homöopathie ist *Arnica* (ab Seite 37). Sinnigerweise wächst sie dort, wo Wanderer oft ins Strauchelln geraten, mit dem Fußgelenk umknicken oder sich Blutergüsse zuziehen: in den Bergen! Entsprechend ist *Arnica*, der Bergwohlverleih, das bewährte Mittel bei allen stumpfen (also nicht offenen) Verletzungen wie Prellungen, Stauchungen, Stößen, Beulen und blauen Flecken. *Arnica* wirkt aber auch blutstillend. Daher wird empfohlen, bereits zwei Tage vor einer größeren Zahnbehandlung oder einer Operation *Arnica* D12 3-mal täglich einzunehmen. Auf diese Weise können die Folgen des chirurgischen Eingriffs erheblich gelindert werden, was die Heilung beschleunigt.

Wie bei einem Kompass, der alle vier Himmelsrichtungen abbildet, stehen *Arnica* drei weitere Mittel zur Seite:

> *Studien haben gezeigt, dass die Heilung von Verletzungen um bis zu 80 % schneller verläuft, wenn man sofort eine Gabe – fünf Kügelchen – Arnica D12 einnimmt.*

- > *Ruta* (Seite 40), wenn Sehnen betroffen sind, wie zum Beispiel bei einem Tennisarm.
- > *Symphytum* (Seite 41) nach Knochenbrüchen, Verletzung der Knochenhaut oder einem Schlag aufs Auge.
- > *Staphisagria* (Seite 42), das große Mittel bei Schnittwunden (zum Beispiel durch Messer, Scherben oder nach Operationen).

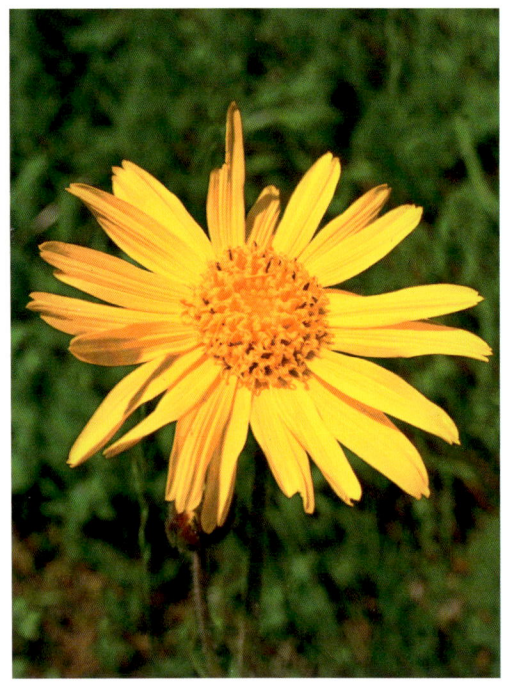

Ich hab's am Magen

Eine andere Nr. 1 ist die große Kater-Arznei der Homöopathie: *Nux vomica* (Seite 44 ff.). Wem eine durchzechte Nacht auf den Magen geschlagen ist, wer mit den Folgen von zu viel Alkohol, Essen, Tabak oder auch Stress zu kämpfen hat, der ist mit diesem Mittel bestens bedient. Sein deutscher Name ist übrigens sinnigerweise Brechnuss! Auch *Nux vomica* stehen drei bewährte Helfer zur Seite, jeder von ihnen ein Sanitäter für Magen und Darm:

> *Arsenicum album* (Seite 48) bei Lebensmittelvergiftungen mit tödlicher Übelkeit, Blässe und Zittern, verbunden mit starker Angst.
> *Okoubaka* (Seite 47), das sich nicht nur bei Nahrungsumstellung auf Fernreisen bewährt hat, sondern auch zur Entgiftung nach Belastungen durch Umweltchemikalien oder Chemotherapie. Auch Nahrungsmittelallergien lassen sich damit bessern.
> *Colocynthis* (Seite 49) ist die passende Arznei, wenn Sie sich vor lauter Ärger buchstäblich in Krämpfen winden.

Zu jeder der »magischen 11« in diesem Buch gibt es also bei Bedarf spezielle Helfer, die dafür sorgen, dass Ihre Beschwerden schnell gelindert werden und gut abheilen.

In bestimmten Lebensphasen können unvermutet gesundheitliche Störungen auftreten, die Sie bisher nicht bei sich kannten. Ein unerwarteter Liebeskummer beispielsweise oder ein Jobwechsel können buchstäblich Kopfzerbrechen verursachen. Auch nach einem anstrengenden Umzug kann sich der Körper mit kleinen oder auch größeren Belastungssignalen melden. Die »magischen 11« helfen Ihnen, Ihr System zu entlasten. Genau genommen ist jede dieser Arzneien eine Nr. 1 in ihrem jeweiligen Wirkungsbereich.

> Diese unterstützen Sie zum Beispiel bei zyklischen Schwankungen oder bei der einsetzenden Menopause.
> Wenn berufliche Veränderungen Sie vor neue ungewohnte Herausforderungen stellen, hilft die Homöopathie beim Stressmanagement – unabhängig davon, ob Sie auf Langstreckenflügen Zeitzonen überwinden müssen oder ob Ihnen nachts die Gedanken an die Arbeit keine Ruhe gönnen.

GU-ERFOLGSTIPP

BACHS NOTFALLMEDIZIN

Bei stumpfen Verletzungen tragen Sie 3-mal täglich *Dr. Bachs Rescue-Salbe* dünn auf die betroffenen Areale auf. Sie besteht aus fünf verschiedenen Blütenessenzen: Star of Bethlehem, Clematis, Cherry Plum, Rock Rose und Impatiens. Der englische Arzt Dr. Edward Bach fügte diese Blüten zunächst in Tropfenform zusammen. Später wurden sie zu einer Salbe vermischt. Eine wertvolle Hilfe auch bei leichten Verbrennungen (Vorsicht: nicht auf offene Wunden auftragen, der enthaltene Alkohol brennt)!

> Oder Ihr Kind kommt in den Kindergarten und ist auf einmal mit einer ganzen Batterie von Infektionen konfrontiert, auf die sich das körpereigene Immunsystem erst einstellen muss. Auch hier greift die Homöopathie regulierend ein.

Bei all diesen Symptomen sind »unsere 11« (ab Seite 36) zuverlässige Begleiter. Millionen Menschen tragen »ihr Fläschchen« immer bei sich. Häufig steht darauf *Aconitum* oder *Arnica*, *Belladonna* oder *Apis*, *Nux vomica* oder *Pulsatilla*.

Was macht diese Mittel so besonders?

Sie sind nicht nur die Nr. 1 bis 11 auf der Hitliste der meistverkauften Einzelmittel, sondern gleichzeitig auch die jeweilige Nr. 1 in elf verschiedenen Kategorien.

So, wie man in den Hitparaden Pop, Klassik, Jazz oder auch Volksmusik unterscheidet, gibt es auch in der Homöopathie Kategorien, in denen sich die jeweiligen Kügelchen ihren Spitzenplatz erobert haben: zum Beispiel im Bereich Verletzungen oder Rückenschmerzen, Magen-Darm-Probleme oder Stress. Oft belegen sie sogar mehrere Plätze in den unterschiedlichen Charts: *Belladonna*, die Tollkirsche, ist nicht nur die Nr. 1 bei akuten Hals-Nasen-Ohren-Beschwerden (Seite 51 ff.), sie ist auch die Nr. 2 bei plötzlichem heftigem Fieber und liegt auf den oberen Rängen bei pulsierenden Kopf-, Nacken- und Rückenschmerzen.

Auch *Aconitum*, der Sturmhut, ist gleich mehrfach auf dem olympischen Treppchen vertreten: Als Nr. 1 bei plötzlichem heftigem Fieber (Seite 86 ff.), als Nr. 2 bei Verletzungen oder Unfällen mit Schockwirkung.

Apis, dem Bienengift, gebühren eigentlich gleich zwei Spitzenplätze: nicht nur bei Blasenentzündung (Seite 65 ff.), sondern auch bei Insektenstichen mit roter, wässriger Schwellung und stechenden Schmerzen.

Auch *Pulsatilla* ist auf ihre Art eine regelrechte Allrounderin. Als Nr. 1 bei Beschwerden, die bei zarten Gemütern durch hormonelle Schwankungen ausgelöst werden (Seite 57 ff.) – Stimmungsachterbahnen, Rückenschmerzen vor und während der Regel,

Zyklusstörungen – kann die Küchenschelle noch viel mehr: Sie belegt zum Beispiel nach Belladonna Rang 2 bei Mittelohrentzündungen im (wiederum zarten) Kindesalter. Was haben denn nun diese beiden sehr unterschiedlichen Beschwerdebilder miteinander zu tun? Das werden Sie sich jetzt vielleicht fragen. Aus homöopathischer Perspektive eine Menge! Denn nicht nur das Symptom eines Menschen entscheidet bei der Wahl des Mittels, sondern auch dessen Charakter. Wenn wir auf sanfte, anpassungsfähige Wesen treffen, die Geborgenheit und Zärtlichkeit wie die Luft zum Atmen brauchen, dann müssen wir an *Pulsatilla* denken – sowohl bei Frauen dieses Typs als auch bei empfindsamen, harmoniebedürftigen Kindern.

So, wie ein Mensch über viele Facetten, Talente und Charakterzüge verfügt, haben auch unsere Tausendsassas der Homöopathie das Zeug zu vielseitigem Einsatz. In unserem Praxisteil (ab Seite 36) lesen Sie, was jedes einzelne Mittel zu bewegen vermag und für welche Körperregionen und Beschwerden es sich besonders eignet.

Das Einfache siegt

Aus den rund 2000 Arzneien der Homöopathie – die einzelnen Verdünnungen (Potenzen) nicht mitgerechnet – bilden die »magischen 11« den Grundstock, mit dem sich gleich ein ganzes Arsenal an Symptomen abdecken lässt. Eine Vorgehensweise, die den Körper mit den feinen Informationen der Mittel vertraut macht und vielleicht irgendwann sogar Lust auf mehr entfacht. Doch zunächst einmal sind Sie damit bestens bedient.

Oft sind es die einfachen Dinge, die einen großen Unterschied für unser Wohlbefinden ausmachen. Der Ruf, der Hahnemanns Medizin jahrzehntelang vorauseilte, dass sie zu kompliziert und zu komplex sei, als dass ein normaler Mensch sie verstehen, geschweige denn nutzen könne, ist inzwischen widerlegt worden. Sie müssen auch nicht jede Schraube an Ihrem Auto kennen, um es sicher durch den Verkehr zu steuern. Doch ein paar grundsätzliche Dinge sollten Sie natürlich wissen. Mit der Homöopathie verhält es sich ähnlich.

GU-ERFOLGSTIPP

WÄRME TUT GUT

Ein Topbegleiter bei der homöopathischen Behandlung ist die gute alte Wärmflasche. Sie beruhigt, steigert die Durchblutung, lindert Schmerzen wie beispielsweise Krämpfe, gleicht Symptome durch Verkühlung aus und gibt der Seele ein Gefühl von Geborgenheit.

WICHTIGE REGELN

> Wenden Sie die Homöopathie frühzeitig an: bei den ersten deutlichen Symptomen.

> Identifizieren Sie das Problem (ab Seite 23).

> Nehmen Sie dabei ein Buch wie z. B. dieses zur Hilfe.

> Vertrauen Sie Ihrem Gefühl, was den Auslöser angeht, z. B. Kälte, Überanstrengung, fremdartiges Essen oder Stress. Versuchen Sie, diesem Auslöser so gut wie möglich entgegenzuwirken.

> Benutzen Sie niedrige homöopathische Verdünnungen (mehr zu den einzelnen Potenzen lesen Sie ab Seite 114). Ideal für den Hausgebrauch ist eine D12. Sie löst einen kräftigen Heilreiz aus, ohne Nebenwirkungen zu erzeugen.

> Lassen Sie sich von der Sprache der Homöopathie faszinieren. Sie beschreibt immer den ganzen Menschen inklusive seines Lebensgefühls und seiner Empfindungen, nicht nur ein einzelnes Symptom wie zum Beispiel Knieschmerzen.

Das Ziel: mehr Stabilität

Viele Menschen, die sich der Homöopathie zuwenden, haben bereits eine komplizierte und langwierige Krankheitsgeschichte mit allen Arten teilweise massiver Therapien hinter sich. Nicht selten ist Hahnemanns Medizin der letzte Rettungsanker. Doch idealerweise sollte der Weg genau umgekehrt verlaufen: von sanft nach invasiv. Gerade in den Anfangsstadien einer gesundheitlichen Störung gelingt es dem Organismus oft noch, durch kleine, regulierende Anstöße zu seiner natürlichen Balance – dem inneren Gleichgewicht – zurückzufinden. Und genau darin liegt die große Stärke dieser Therapiemethode. Werden Symptome wiederholt unterdrückt, so kann die eigentliche Ursache nicht ausheilen – das ganze System wird zunehmend instabiler. Symptome verschwinden an einer Stelle, treten jedoch plötzlich an einer anderen Stelle und in anderer Form wieder auf. Homöopathie bringt mehr Stabilität in Körper und Seele. Dabei ist es nicht die Homöopathie, die den kranken Menschen heilt, das Simillimum (das ähnlichste Mittel) gibt lediglich den Anstoß dazu. Die Heilung erfolgt einzig und allein durch den menschlichen Organismus – durch dessen Lebenskraft.

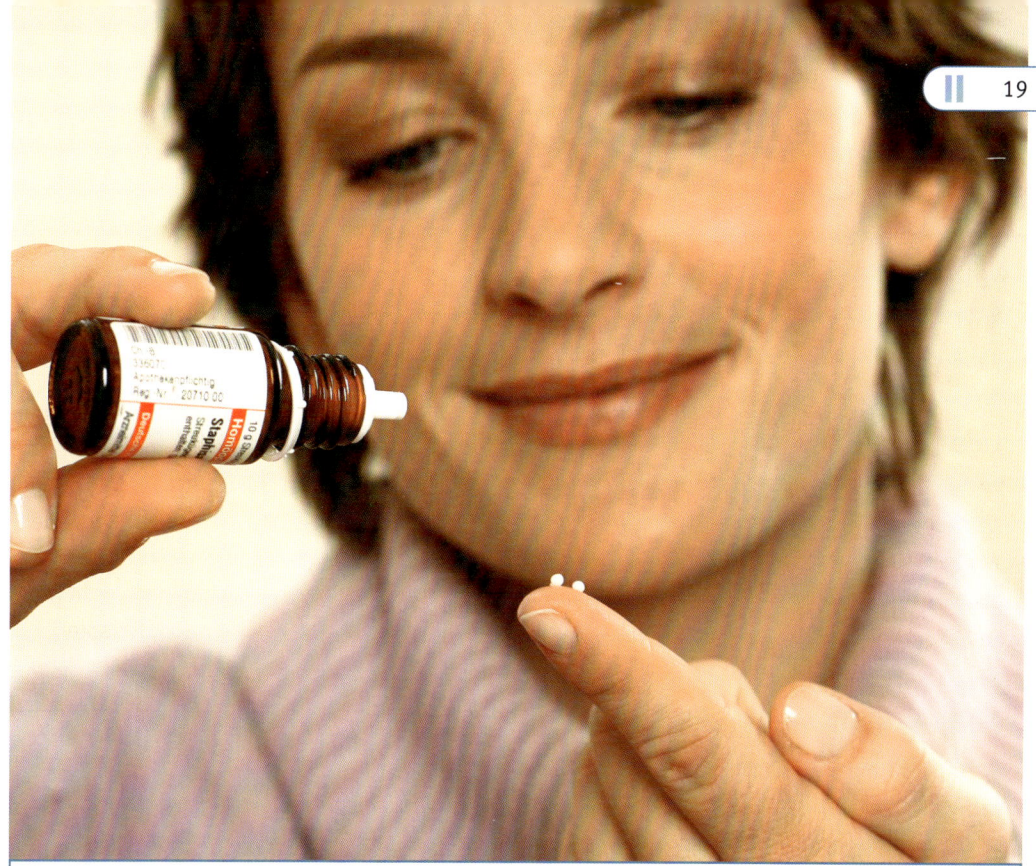

Die Wege der Homöopathie und wohin sie führen

Um fit zu bleiben und den kleinen alltäglichen Gesundheitshürden effektiv begegnen zu können, braucht es nur wenige homöopathische Arzneien, das lehrt die Erfahrung. Doch wer sich einmal mit Hahnemanns wunderbarer Heilmethode befasst und ihre Wirksamkeit erlebt hat, der will mehr: mehr wissen, mehr erfahren, mehr ausprobieren. Diese Medizin heilt nicht nur schnell, sie reicht auch tief. Zudem erfasst sie neben dem Körper auch die Seele und den Geist – den ganzen Menschen.

In der homöopathischen Therapie unterscheidet man vier verschiedene Bereiche:

> die Selbstmedikation für den Hausgebrauch
> die Komplexmittel, bestehend aus mehreren Einzelmitteln
> die Klassische Homöopathie bei akuten und chronischen Beschwerden
> die bewährten Indikationen aus der Klinik

Jedem das Seine, aber nicht allen das Gleiche

Welche Anwendung ist nun für wen geeignet? Grundsätzlich gilt: Die ersten beiden Bereiche – also Selbstmedikation (siehe unten) und Komplexmittel (Seite 24) – praktizieren Sie in Eigenregie. Die Klassische Homöopathie (Seite 25 ff.) gehört in die Hand eines erfahrenen homöopathischen Arztes oder Heilpraktikers.

Die bewährten Indikationen werden in der Klinik angewendet und haben die Homöopathie in einem neuen System zusammengefasst (Seite 28).

Jede Richtung hat ihre Stärken. Aber: Um den größtmöglichen Nutzen aus dem großen Schatz der Homöopathie zu ziehen, sollten Sie nicht alle auf eigene Faust anwenden.

Die »magischen 11« sind wie eine einfache Landkarte strukturiert. Damit erwerben Sie ein homöopathisches Grundwissen, mit dem Sie im Handumdrehen lernen, sich in Hahnemanns Welt zurechtzufinden. Die Landkarte ist nach den wichtigsten körperlichen Schwachstellen geordnet (siehe Test ab Seite 33) – von der Kindheit bis zum Alter.

Im praktischen Teil (ab Seite 36) finden Sie die Mittel, die dabei am häufigsten zum Einsatz kommen. Sie müssen die Symptome nicht lange suchen, denn sie sind dort bereits aufgeführt. Ergänzend machen Sie Bekanntschaft mit drei Begleitmitteln, die bei dem großen Dachthema, zum Beispiel fieberhafte Infekte (Seite 85 ff.), außerdem eine zentrale Rolle spielen. Wenn Sie noch einen Schritt weitergehen möchten und das Symptom genauer eingrenzen wollen, weil Sie beispielsweise an Husten leiden oder Ihr Hals wie Feuer brennt, so finden Sie dort Arzneien, die das

WICHTIG

Bei allen Beschwerden, die länger als vier Wochen andauern, muss man von einer chronischen Erkrankung ausgehen, die unter Umständen sogar schon Jahre im Körper schlummert und durch ein aktuelles Ereignis aktiviert wurde. In diesem Fall ist die Klassische Homöopathie am besten geeignet. Sie gehört in die Hände eines erfahrenen Therapeuten.

übersichtliche Spektrum der »magischen 11« sinnvoll abrunden. Damit sind die wichtigsten akuten Beschwerden abgedeckt.

Was kann ich selbst tun?

Die Möglichkeit, sich selbst bei kleineren gesundheitlichen Störungen zu helfen, hat in den letzten Jahren einen regelrechten Homöopathie-Boom ausgelöst. Die Schlagworte »sanft«, »ganzheitlich« und »ohne Nebenwirkungen« haben einen Nerv getroffen, der durch unsere hoch technisierte Medizin seit langem blank lag. Horrornachrichten wie zum Beispiel die über zunehmende Antibiotika-Resistenzen breiteten sich aus wie ein Lauffeuer. Von Antibiotika-Resistenz spricht man, wenn der Körper auf die einstigen Wunderwaffen immer weniger anspricht – er wird resistent, da die Bakterien Strategien entwickelt haben, um sich vor der Wirkung dieser Medikamente zu schützen. Der Tatsache, dass Antibiotika zu häufig, zum Teil auch wahllos verschrieben und oft auch falsch eingenommen wurden, haben wir es zu verdanken, dass diese einstigen Speerspitzen der Medizin stumpf geworden sind. Inzwischen sind sich alle Mediziner einig, dass man ein derart starkes Medikament nur dann einsetzen sollte, wenn es tatsächlich unumgänglich ist. Doch was können Sie stattdessen tun, wenn Sie an Schnupfen, Husten, Halsschmerzen oder Fieber leiden? Eine Menge!

Ganzheitliche Wege führen zum Ziel

Unsere Absicht muss es sein, das körpereigene Abwehrsystem zu stärken und bestehende Infekte so zu behandeln, dass die Immunkräfte am Ende möglichst »intelligent« aus dem Kampf mit den Krankheitserregern hervorgehen, sprich, dass sie etwas Neues hinzugelernt haben. Und genau dort setzt die Homöopathie an: Das passende Mittel verstärkt die bestehenden Symptome ein ganz kleines bisschen, in den meisten Fällen jenseits unserer Wahrnehmungsgrenze. Wenn wir etwas davon bemerken, spricht man in der Homöopathie von der »Erstverschlimmerung«. Egal, ob diese spürbar ist oder nicht: Genau damit werden zusätzliche Regulationskräfte des Körpers auf den Plan gerufen.

GU-ERFOLGSTIPP

HILFE AUS DEM INTERNET

Rat und Hilfe bei der Selbstmedikation bieten Ihnen sowohl Apotheken als auch das Internet. Seit neuestem finden Sie Adressen von homöopathisch spezialisierten Apotheken in Ihrer Nähe im Internet unter www.homoeopathie-heute.de.

Training zahlt sich aus

Um schlagfertig reagieren zu können, brauchen unsere Abwehrzellen ausreichend Trainingseinheiten. Insofern macht es aus homöopathischer Sicht keinen Sinn, eine Krankheit oder ein Unwohlsein in die Tiefe des Körpers zurückzudrängen. Der Organismus soll vielmehr angeregt werden, eine treffende Antwort darauf zu finden. Dieser natürliche Prozess wird durch die Einnahme der passenden homöopathischen Arznei unterstützt.

Ein Organismus, der sich bei Beschwerden durch die Gabe entsprechender Globuli daran gewöhnt, seine ihm innewohnenden Kräfte zu aktivieren, zieht aus jeder gesundheitlichen Störung einen Nutzen. Dieser Prozess beginnt mit dem Einsatz der »magischen 11« der Homöopathie und setzt sich bis in die Klassische und klinische Homöopathie fort. Ihr Körper dankt es Ihnen mit mehr Stabilität. Auch muss er sich nach einer Erkrankung nicht mit den Folgen chemischer Medikamente auseinandersetzen.

Konsequenzen im Auge behalten

Jeden Schnupfen, jedes schmerzende Ohr und jeden geröteten Hals mit Antibiotika zu beschießen, nimmt dem Organismus die Chance zur Selbstheilung. Auch wenn diese im Einzelfall segensreich sind. Hinzu kommt, dass die meisten Infekte nicht durch Bakterien, sondern durch Viren ausgelöst werden. Dagegen wiederum sind diese Medikamente vollkommen machtlos!

DAS IMMUNSYSTEM UNTERSTÜTZEN

Bringen Sie Ihr körpereigenes Abwehrsystem durch gesunde Lebensweise auf den optimalen Stand, damit es weniger angreifbar wird. Eine gesunde Ernährung mit viel frischem Obst und Gemüse enthält wertvolle Vitamine und sekundäre Pflanzenstoffe – das Fundament zur Bekämpfung schädlicher Keime.

Ballaststoffe aus Getreide für eine gute Verdauung und Milchsäurebakterien (enthalten z. B. in Joghurt oder Kefir) für eine aktive Darmflora sind genauso wichtig, denn fast 80 % unseres Immunsystems werden durch die gesunden und notwendigen Bakterien in der Darmflora gesteuert.

Erste Schritte

Wenn Sie ein akutes gesundheitliches Problem haben, wie zum Beispiel einen Wespenstich, einen Schnupfen, ein lahmes Kreuz oder eine leichte Verbrennung, können Sie – unter anderem mit Hilfe dieses Buches (weiterführende Literatur finden Sie auf Seite 122) – schnell zum passenden Mittel gelangen. Diese Therapie in Eigenregie bezeichnet man als Selbstmedikation. Sie werden herausfinden, welches Mittel Ihnen oder Ihren Kindern hilft, und im Laufe der Zeit immer umfangreichere Erfahrungen sammeln.

Beantworten Sie sich die folgenden Fragen:

> Um welche Beschwerden geht es, zum Beispiel Ohrenschmerzen, Durchfall, Verletzungen?
> Was war der Auslöser, zum Beispiel Hitze, Stress oder ein Unfall?
> Wodurch bessern bzw. verschlechtern sich die Symptome, zum Beispiel Kälte, Wärme, Bewegung, Ruhe, bestimmte Tages- oder Nachtzeiten? Diese besonderen Umstände werden als Modalitäten bezeichnet, Sie finden diese jeweils am Ende der »magischen 11« (ab Seite 36).

TIPP

Wenn Sie Ihre Antworten notieren, können Sie das passende Mittel noch klarer eingrenzen.

Ein klares Indiz für die Wahl des passenden Mittels sind Modalitäten, die stets in gleicher Weise auftreten. Vielleicht kennen Sie Sätze wie diese:

> Immer wenn mein Kind Eis isst, bekommt es Bauchweh.
> Warum habe ich eigentlich stets am Wochenende Migräne?
> Sobald ich nasse Füße bekomme, beginnt meine Blase zu schmerzen.
> Jedes Mal, wenn mein Mann mit Herrn xy ein Geschäftsessen hat, geht er anschließend bei jeder Kleinigkeit in die Luft.
> Ein warmer Schal hilft zuverlässig, wenn mein Nacken Zug bekommen hat.
> Ich kann einfach keine Milch vertragen.
> Mein Kopf fühlt sich an, als sei ein Band darumgewickelt.
> Vor jeder Prüfung habe ich Angst zu versagen.
> Abends bekomme ich leicht Fieber.

Derartige Erkenntnisse sollten Sie ernst nehmen! Diese Umstände (Modalitäten) sind allesamt wichtige Hinweise und helfen bei der Abgrenzung der einzelnen Mittel, die wir im Praxisteil vorstellen (ab Seite 36). Sie schaffen genau den Wiedererkennungswert, der Ihnen Sicherheit bei der Wahl des Mittels verschafft.

Für Homöopathie-Anfänger, aber natürlich auch für Fortgeschrittene, sind die »magischen 11« besonders sinnvoll. Auf diese Weise können Sie auf Erfahrungen bauen, die Sie selbst noch nicht gesammelt haben. Die Orientierungsphase, die die Selbstmedikation natürlicherweise begleitet, wird durch diese bewährten Arzneien beträchtlich erleichtert. Auch wenn ein Sprichwort sagt, aller Anfang sei schwer, so wollen wir Ihnen den Einstieg in die faszinierende Welt der Homöopathie doch so leicht wie möglich machen. Welche Schätze die Homöopathie außerdem noch bereithält, lesen Sie auf den folgenden Seiten.

Homöopathie im Team

Ein Ansatz innerhalb der Homöopathie sind die Komplexmittel. Darunter versteht man jene Arzneien, die aus unterschiedlichen homöopathischen Mitteln zusammengesetzt sind, welche sich in ihrer Wirkung sinnvoll ergänzen sollen. In der Regel handelt es sich dabei um vier bis fünf unterschiedliche Substanzen in Tiefpotenzen, die jeweils ein weiteres Spektrum der zu behandelnden Beschwerde (zum Beispiel Rückenschmerzen) abdecken.

Legt man die goldene Regel der Medizin zugrunde, welche besagt: »so viel wie nötig, aber so wenig wie möglich«, dann kann es bei Komplexmitteln durchaus geschehen, dass sie Arzneien enthalten, die Sie eigentlich nicht bräuchten. Zudem kann man nur schwer beurteilen, was nun eigentlich geholfen hat – war es einer der enthaltenen Wirkstoffe oder doch die Kombination? Das heißt: Sie können die Wirksamkeit einer einzelnen Arznei bei Ihren Symptomen nicht wirklich eingrenzen und entsprechend die Gabe eines einzelnen Mittels aus dem Verbund der verschiedenen Substanzen auch nicht wiederholen. Dennoch gibt es Komplexmittel, die sich zum Beispiel bei Halsschmerzen oder Erkältungen bewährt haben. Sie sind die schnelle Variante inner-

WICHTIG
Komplexmittel sollten Sie nicht einnehmen, wenn Sie zeitgleich von einem Homöopathen konstitutionell behandelt werden, sprich wenn Sie vor nicht allzu langer Zeit ein Einzelmittel in einer Hochpotenz erhalten haben. In diesem Fall ist es sinnvoller, bei akuten Beschwerden zu einem bewährten Hausmittel zu greifen, z. B. zu einer Teemischung oder einer lindernden Auflage.

halb der Homöopathie, bei deren Auswahl und Anwendung Ihr Apotheker, Arzt oder Heilpraktiker Sie beraten kann.

Klassische Homöopathie

Als Samuel Hahnemann begann, das Geheimnis homöopathischer Arzneien zu entschlüsseln, legte er fest, wie ein homöopathischer Arzt bei der Auffindung des passenden Mittels vorzugehen habe. Im Rahmen der Aufnahme einer Krankengeschichte (Anamnese) unter-

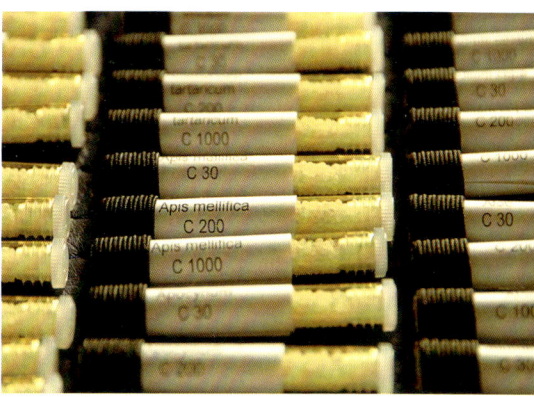

Die Klassische Homöopathie arbeitet mit der gesamten Palette von über 2000 Arzneimitteln, vorwiegend aus dem Pflanzen-, Tier- und Mineralreich. Im Zentrum der täglichen Praxis stehen rund 200 Mittel.

scheidet man die Schwachstellen, die wir schon mit auf die Welt gebracht haben, unter anderem durch die Gene unserer Vorfahren, von den erworbenen Schwachstellen, die sich zum Beispiel durch Infektionen, Vergiftungen oder seelische Verletzungen im Laufe unseres Lebens dazugesellt haben. Daraus ergibt sich die jeweilige Konstitution des Menschen, die ihn einzigartig macht und von allen anderen Menschen unterscheidet. Daraus schloss Hahnemann, dass jeder Mensch seine ganz individuelle Arznei braucht, die so vollkommen wie möglich zu allem passen muss, was ihn ausmacht: zu seinem Geist, seinen Empfindungen, seinen Vorlieben und Abneigungen, aber auch zu dem, was ihm Schmerzen verursacht und was diese bessert, sowie zu dem, was er gern isst und was seinen Ekel erregt, wie er schläft und liebt, wie er leidet, wo und wie sich Symptome zeigen.

Der Seele auf der Spur

Hahnemann interessierte vor allem die Gesamtkonstitution seiner Patienten, die er dann mit dem genau passenden Mittel, er nannte es Simillimum (das Ähnlichste), behandelte. Er benutzte dazu überwiegend Hochpotenzen – vor allem die C30 (Seite 114), die tief in die menschliche Konstitution eingreifen und das, was entgleist ist, neu ordnen. Diese Vorgehensweise nennt man Klassische Homöopathie. Sie ist der Königsweg dieser Heilmethode und sollte nur von einem gut ausgebildeten Therapeuten (Heilpraktiker oder Arzt) ausgeübt werden, der das gesamte Bild sieht und die Arzneimittel gut kennt. Der Klassische Homöopath hat es gelernt, Dinge, die uns selbst unwichtig erscheinen, zu sehen und für die Mittelfindung heranzuziehen. Wir selbst können nicht erkennen, wie wir in der Welt agieren, wie wir auf andere wirken, wie wir Beziehungen eingehen oder sie vermeiden – so wie wir ohne Spiegel auch nicht dazu in der Lage sind, unser Gesicht und unseren Rücken zu betrachten.

Viele von uns sind mit der vollkommen unsinnigen Regel aufgewachsen, ein Indianer kenne keinen Schmerz. In der Folge haben wir oft kein Gefühl mehr dafür, was wir tatsächlich brauchen, um uns heil und gesund zu fühlen. Und das ist in jedem Fall mehr als die Abwesenheit von Symptomen! Der Arzt oder Therapeut ist derjenige, der die Einzelheiten und Eigenheiten unserer Lebensgeschichte wahr- und ernst nimmt, diese zusammenträgt und sie wieder in eine Beziehung zueinander setzt: durch die Gabe einer genau zu unserem Charakter und unseren Symptomen passenden Arznei, die unser Lebensgefühl ebenso berücksichtigt wie unsere Schmerzen und persönlichen Dramen.

Bei der Selbstmedikation von akuten Problemen tritt eine spürbare Linderung der Beschwerden oft innerhalb von Stunden, manchmal sogar schon innerhalb von Minuten ein. Chronische Probleme brauchen dagegen längere Zeit und viel Geduld. Häufig sind auch mehrere Mittel in Folge nötig, bis sich der Knoten wirklich löst.

PSYCHOLOGISCHE HOMÖOPATHIE

Einen ganz eigenen Platz nimmt die Homöopathie für die Seele ein. Wenn man den ganzen Menschen betrachtet, lässt sich die Psyche nicht einfach ausklammern. Welch zentrale Rolle sie bei einer Krankheit spielt, hatte bereits Hahnemann zu seiner Zeit erkannt. Je weiter er in die Geheimnisse der Homöopathie vordrang, umso intensiver befasste er sich mit ihren seelischen Aspekten. Wenn man von ganzheitlicher Medizin spricht, meint man damit niemals nur den Körper.

Landkarte der Seele

Hahnemann ging aufgrund seiner jahrelangen Forschungen und Erfahrungen davon aus, dass die Psyche den Körper maßgeblich beeinflusst und dass eine schwere Krankheit nicht einfach so geschieht. In seinen Beschreibungen der homöopathischen Arzneien tauchen als Erstes die Gemütssymptome auf wie Trauer, Zorn, Depressionen, Gleichgültigkeit, Furcht oder Angst als:

> Folgen von Schreck
> Folgen von Kummer
> Folgen von Demütigung
> Folgen von Verlust durch Trennung oder Tod

Im Verbund mit den körperlichen Symptomen fügen sich die Teile des Puzzles schließlich zu einem Bild zusammen.

Klassische und psychologische Homöopathie sind untrennbar miteinander verwoben. Auf diese Weise entstand eine Heilmethode voller Mitgefühl, die die Umstände und Ereignisse im Leben eines Menschen in die Gesamtschau mit einbezieht. Nur so offenbaren sich Muster, die zu einer Zeit entstanden sein können, an die wir uns nicht einmal erinnern. Es sei denn, jemand fragt intensiv nach, wie zum Beispiel ein Klassischer Homöopath.

Aus allem, was dieser über den Patienten erfährt, ergibt sich die jeweils nächste Frage. Auf diese Weise gelingt es dem Behandler, die Gesamtheit dieses Menschen mit einem bestimmten homöopathischen Mittel in Verbindung zu bringen – dem Simillimum, sprich dem ähnlichsten Mittel.

Weniger ist mehr

Im Laufe seiner gewissenhaften Studien entdeckte Samuel Hahnemann, dass ein Mittel umso tiefgreifender wirkt, je öfter man es verdünnt und anschließend verschüttet – vorausgesetzt natürlich, es passt genau zum Patienten.

Die Erscheinungen und Veränderungen, die während einer solchen klassisch homöopathischen Behandlung auftauchen, zeigen dem Therapeuten, ob er sich auf dem richtigen Weg befindet. Der Homöopath ist in einem solchen Prozess der wichtigste Begleiter des Patienten. Er ist zugleich Vertrauter und Wegweiser. Dies ist, neben der ganzheitlichen sanften Wirkung der homöopathischen Arzneien, eine der größten Stärken dieser Medizin.

Selbst vehemente Gegner der Klassischen Homöopathie und gradlinige Schulmediziner räumen ein, dass dieses ganz besondere Vertrauensverhältnis zwischen Behandler und Patient ein Beispiel ist, dem zu folgen erstrebenswert wäre.

ENERGIE STATT MATERIE

Ab einer D30-Verdünnung (Potenz) ist der Ausgangsstoff des Mittels nicht mehr nachweisbar. Doch je höher ein Mittel verdünnt und verschüttet wurde, desto feiner ist dessen Energie und umso tiefer dringt es im menschlichen Organismus vor, berührt schließlich Seele und Geist.

**DIE RICHTIGE
REIHENFOLGE**

In der klinischen Homöo-
pathie werden, der Dia-
gnose entsprechend,
bestimmte Arzneien nach-
einander oder auch gleichzeitig eingesetzt, um die
schulmedizinischen Maß-
nahmen zu ergänzen oder
auch teilweise zu ersetzen.

Homöopathie in der Klinik

Die bewährten Indikationen, wie sie Prof. Dr. Mathias Dorcsi (Seite 10) beschrieben hat, stecken noch in den Kinderschuhen. Ein paar Jahrzehnte sind in der Medizin vergleichsweise wenig, um herauszufinden:

> Welche homöopathischen Arzneien – und in welcher Reihen-folge – helfen einem Kind, das an schwerem Asthma leidet?
> Mit welchen Mitteln begleitet man eine Krebserkrankung und die notwendigen schulmedizinischen Therapien?
> Wodurch kann man Nebenwirkungen von Herz-Kreislauf-Medikamenten lindern?

Egal, in welchem Zeitalter wir leben: Die Erkenntnisse der Medizin sind einem kontinuierlichen Wandel unterworfen. Erst die Erfahrung schafft die notwendige Klarheit.

Ein Wandel im Denken

Ohne den Pioniergeist großer Forscher hätte sich die ganze Geschichte von Krankheit und Heilung niemals entwickeln können. Deren wagemutiges Denken stieß bei ihren etablierten Kollegen bisweilen auf heftigste Ablehnung. Die größten Durchbrüche unserer modernen Medizin wurden von solch kreativem Denken eingeleitet. Samuel Hahnemann war einer von diesen »jungen Wilden«, die die Medizin entscheidend verändert haben.

> Vor 100 Jahren gab es noch kein Penicillin – viele Menschen mit schweren Infektionen konnten nicht gerettet werden.
> Vor 70 Jahren kannte man noch keinen Herzkatheter, niemand wusste etwas über die Verengungen und Ablagerungen in den Herzgefäßen.
> Vor 50 Jahren war das Cortison kaum entdeckt – Allergien und Entzündungen verliefen äußerst aggressiv.

Bei jeder dieser Entdeckungen glaubte man, den Stein der Weisen gefunden zu haben. Doch sie stellten sich immer wieder als Stückwerk heraus. Etwas zu reparieren oder zu unterdrücken, das wissen wir heute, ist nicht gleichbedeutend mit Heilung. Die Frage nach dem »Warum« der Erkrankung blieb offen: eine

Frage, die sich die Homöopathie stets aufs Neue stellt, und zwar sowohl bei leichten Störungen als auch bei schweren Erkrankungen. Eine Frage, auf deren Antwort die Patienten viel nachdrücklicher bestanden als die Ärzte. Das wiederum hat einen außergewöhnlich spannenden Prozess in Gang gesetzt, der durch die Möglichkeit der Selbstmedikation erst richtig Fahrt aufnahm. Patienten wollen mitreden, mitbestimmen, positive Erfahrungen teilen und negative vermeiden.

Eine Revolution bahnt sich an

Mit der Seele und dem Geist ist es ähnlich wie mit der Homöopathie: Man kann ihre Wirkungen und Auswirkungen unter keinem Mikroskop dieser Welt erkennen – zumindest bisher nicht. Und dennoch sind sie eindeutig vorhanden. Das zumindest lehrt die Erfahrung. Viele Menschen müssen erst am eigenen Leib oder an dem ihrer Kinder erfahren, welches Potential in der Homöopathie steckt, bevor sie an deren Wirksamkeit glauben.

Wie sehr Seele und Geist das Leben eines Menschen bestimmen, wird gerade erst sichtbar, durch die Epigenetik: Die Entdeckung unserer »Psycho-Gene« könnte die gesamte Medizin auf den Kopf stellen! Wissenschaftler haben Hinweise darauf gefunden, wie sehr psychische Stress- und Schocksituationen unser Gehirn beeinflussen. Und zwar dergestalt, dass sie sogar unsere Gene verändern können. Diese legen einfach den Schalter um, wenn ein Trauma zu groß ist. Unsere Gene funktionieren, sehr vereinfacht gesagt, unter anderem nach dem An- und Aus-Prinzip. Stoffwechselvorgänge, die durch Gene gesteuert werden und eigentlich in einem gesunden Körper stattfinden müssten, werden durch ein Trauma einfach abgeschaltet. Zellwachstum, das eigentlich nicht stattfinden dürfte, wird wiederum auf einmal durch einen Genschalter angeknipst. Genetisch bedingten Krankheiten lässt sich auf diese Weise vorbeugen. Das Interessante daran ist, dass Dinge, die man weder sehen noch greifen kann, fundamentale Auswirkungen haben können und dass die moderne Wissenschaft dabei ist, die Beweise dafür im Organismus zu finden.

DNS IST NICHT ALLES
Die Epigenetiker gehen davon aus, dass Gene nicht starr sind, sie sind ein Leben lang formbar und können durch Lebenshaltung und Lebensstil verändert werden, was man am Beispiel der Zwillingsforschung schlüssig nachweisen kann.

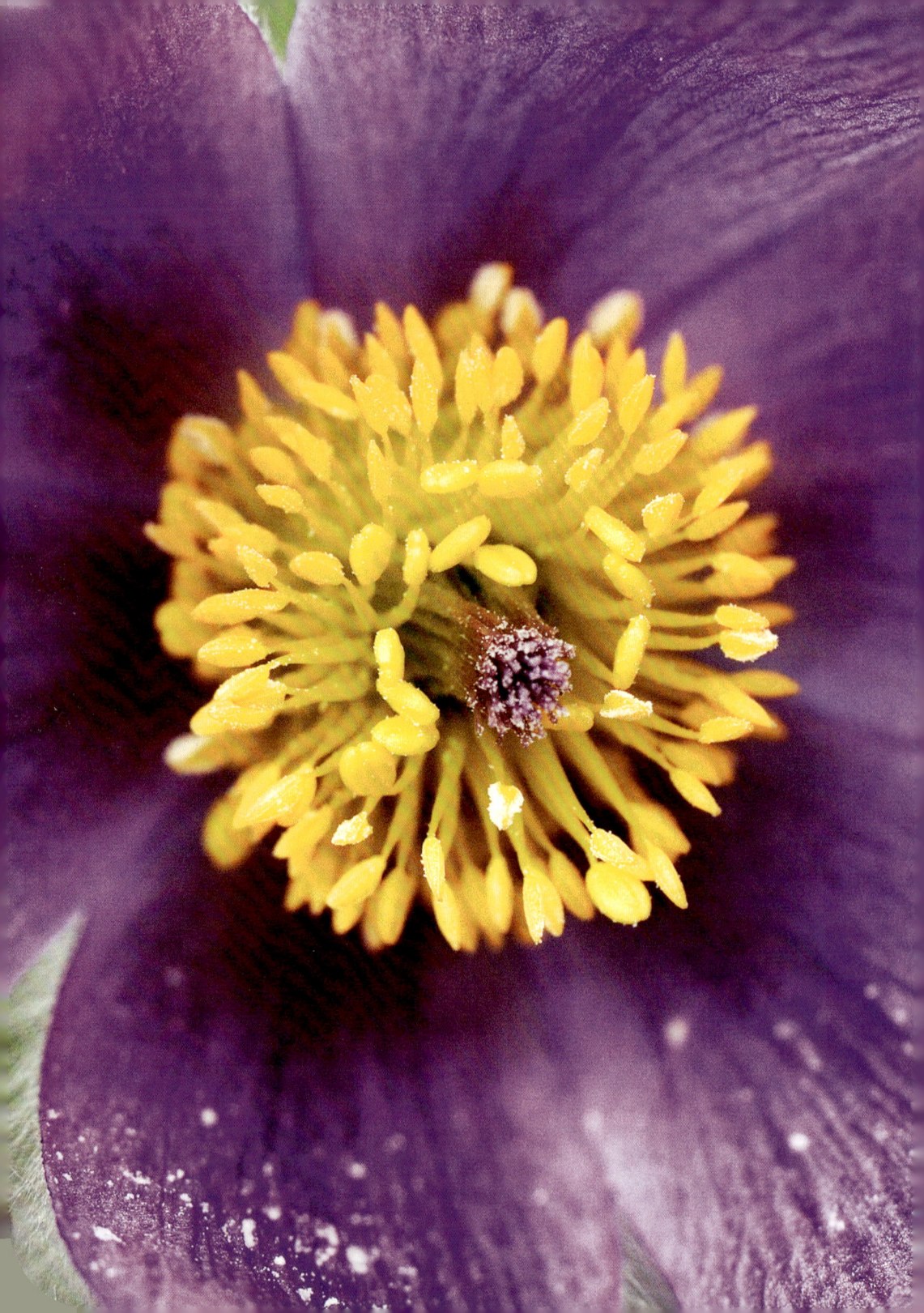

11 SCHWACHSTELLEN UND IHRE WICHTIGSTEN MITTEL

Im folgenden Kapitel finden Sie schnell und sicher zum richtigen Homöopathikum für Ihre Beschwerden. Ein Test hilft, Ihre Schwachstellen auszumachen.

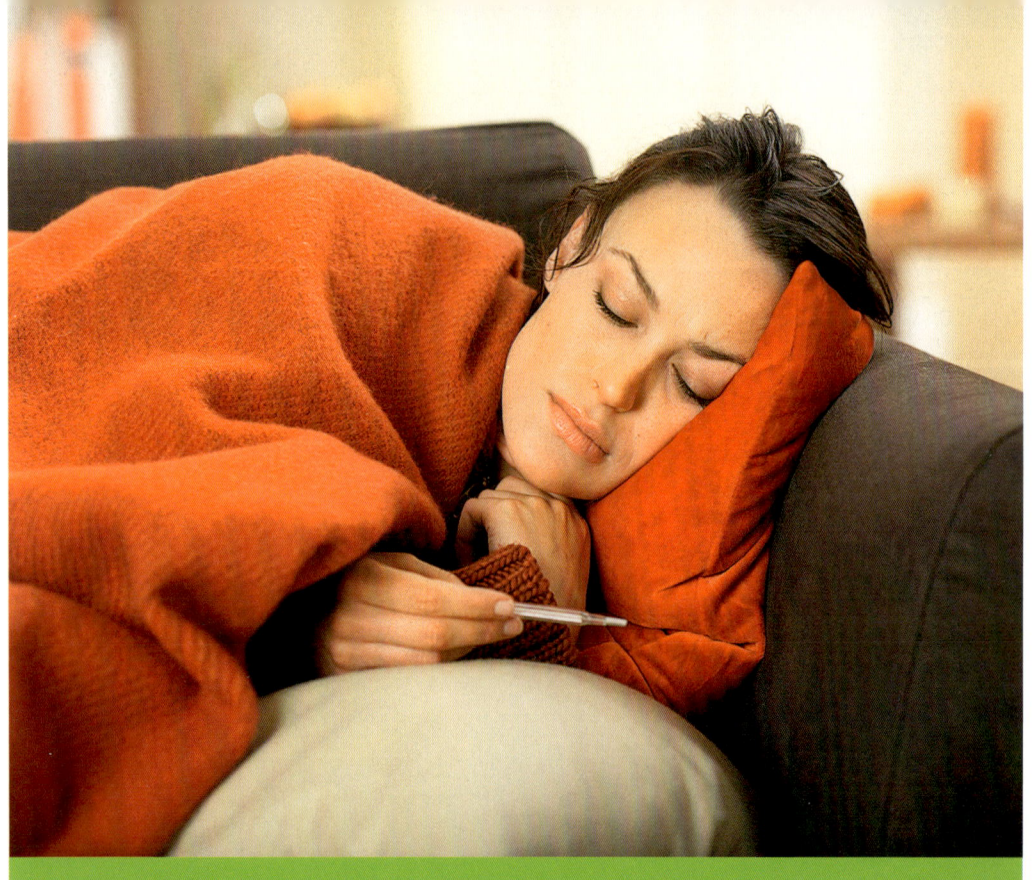

Finden Sie Ihre individuellen Schwachstellen

Wenn Ihre Freunde Sie fragen würden: Welches sind deine gesundheitlichen Schwachstellen? Was würden Sie antworten? Schmerzt Ihr Rücken bei Überlastung? Schnappen Sie jede Erkältung auf? Setzen berufliche und häusliche Belastungen Ihrem Nervenkostüm zu? Oder sind Kopfschmerzen Ihr unliebsamer Begleiter? Jeder Mensch reagiert individuell. Doch eines ist allen gemeinsam: Erste körperliche Symptome sind Warnleuchten, die mit wenigen homöopathischen Mitteln von Rot (STOP) in Grün verwandelt werden können. Sie sind, genau genommen, Ihre Freunde, die Sie vor Schlimmerem bewahren möchten. Jedes der Mittel wirkt für sich allein.

Doch auch, wenn Sie schon ein alter Homöopathie-Hase sind und eine Arznei für Ihre ganz spezielle Konstitution nehmen, können diese kleinen Notbremsen bei akuten Symptomen die innere Balance wiederherstellen. Der Test auf den folgenden Seiten weist Ihnen den Weg zu Ihren bewährten Helfern.

Persönlicher Test

Beantworten Sie die folgenden Fragen, kreuzen Sie an, was auf Sie zutrifft, und lesen Sie die Auswertung auf Seite 34 f.

■ Wenn ich Sport treibe, fühle ich mich anschließend wie zerschlagen.

■ Ich leide häufiger unter Sehnenzerrungen.

■ Mein Gesicht ist schnell gerötet und ich fühle oft, wie mir das Blut in den Kopf steigt.

■ Sobald ich mich erkälte, bekomme ich hohes Fieber.

■ Wenn eine Erkältung grassiert, stecke ich mich sofort an.

■ Immer wenn ich Fieber habe, bekomme ich reißende Gliederschmerzen.

■ Wenn ich vor einer Herausforderung stehe, bekomme ich Kopfweh, Angst und ich fange an zu zittern.

■ Wenn mir etwas wehtut, werde ich wütend und raste aus.

■ Kopfschmerzen sind bei mir oft von großer Übelkeit begleitet. Manchmal muss ich mich sogar übergeben.

■ Bei feuchter Kälte reagiert mein Kreuz sofort und es wird erst besser, wenn ich mich fortlaufend bewege.

■ Unter Stress verkrampfen sich bei mir Nacken und Rücken oder ich bekomme Wadenkrämpfe.

■ Manchmal kribbeln Hände und Füße und die Nerven in meinem Rücken sind total empfindlich.

■ Die Gelenke tun plötzlich so weh, dass ich mich am liebsten überhaupt nicht mehr bewegen und meine Ruhe haben möchte.

■ Die Knie sind manchmal heiß, rot und geschwollen.

■ Immer wenn es feucht wird, bekomme ich Gelenkschmerzen oder ich werde krank.

■ Wenn ich viel arbeiten muss, halte ich mich mit Kaffee, Alkohol oder Zigaretten in Gang.

■ Mein Magen krampft sich zusammen, wenn ich mich ärgere.

■ Auf fremde Speisen reagiere ich schnell empfindlich.

■ Meine Gefühle sind stärker als meine Vernunft. Bei Liebeskummer geht für mich die Welt unter.

■ Nachts halten mich meine Gedanken wach.

■ Ich habe vor allem Möglichen Angst, z. B. vorm Fliegen.

■ Ich leide oft unter Ausschlägen mit geröteter Haut.

■ Meine Haut ist trocken und juckt schnell.

■ Immer wieder habe ich heftige Nießanfälle oder gerötete, juckende Augen.

■ Meine Blase sticht und brennt manchmal so schlimm, dass ich dauernd auf die Toilette muss.

■ Wenn ich huste oder nervös bin, kann ich das Wasser nicht halten.

■ Ich leide öfter unter Wassereinlagerungen (Ödemen).

■ Mein Hals wird rot und fühlt sich an wie zugeschnürt, Ohrenschmerzen stellen sich ein, sobald ich erkältet bin.

■ Meine Nebenhöhlen sind so verstopft, dass ich Kopfschmerzen davon bekomme.

■ Stechende Halsschmerzen schießen mir bis in die Ohren.

■ Meine Symptome sind mal hier und mal dort und ich muss oft weinen, besonders bevor ich meine Periode bekomme.

■ Mir gehen Männer total auf die Nerven, wenn sie anfangen, schlechte Witze über Frauen zu machen.

■ Manchmal stehe ich so unter Dampf, dass ich nichts Enges am Körper vertrage.

TESTAUFLÖSUNG

Überprüfen Sie nun, welche Farbe(n) Sie überwiegend angekreuzt haben. Jede von ihnen ist einer möglichen Schwachstelle zugeordnet. Befinden sich Ihre Beschwerden überwiegend im dunkelgrünen Bereich, so ist Ihre persönliche Schwachstelle der HNO-Bereich.

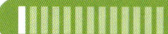

In der jeweils passenden Rubrik finden Sie das Hauptmittel der »magischen 11« (ab Seite 36) mit den Umständen, unter denen die Beschwerden auftreten, und einer ausführlichen Symptombeschreibung. Daneben lernen Sie weitere Arzneien kennen, die das Hauptmittel sinnvoll ergänzen und nahezu das gesamte Beschwerdebild abdecken.

TIPP

Schlagen Sie im Beschwerdenregister (ab Seite 124) nach, dort finden Sie zusätzliche Stichworte, die Ihnen die Selbstmedikation erleichtern.

Im Test stehen Ihre Kreuzchen bei:

■ **Verletzungen:** *Arnica* & Co. (ab Seite 37) tragen dazu bei, dass Verletzungen Sie so wenig wie möglich beeinträchtigen.

■ **Infekte und Fieber:** *Aconitum* (ab Seite 86) ist nicht nur das beste Fiebermittel, es leistet auch wertvolle Hilfe für die körpereigenen Abwehrkräfte.

■ **Kopfschmerzen:** *Gelsemium* (ab Seite 93) ist die Nr. 1, flankiert von weiteren starken Helfern.

■ **Rücken:** Verzagen Sie nicht, wenn Ihr Rücken Probleme bereitet. Homöopathie und als Nr. 1 *Rhus toxicodendron* (ab Seite 72) hat in der Therapie einen hohen Stellenwert.

■ **Gelenke:** *Bryonia* (ab Seite 79) setzt den heilenden Impuls, wenn Sie sich am liebsten nicht mehr bewegen möchten und absolut Ihre Ruhe brauchen.

■ **Magen und Darm:** Sie reagieren prompt auf negative Einflüsse. Lesen Sie ab Seite 44, wie *Nux vomica* sie besänftigt.

■ **Nervenkostüm und Stress:** Bei akutem Kummer kennt die Homöopathie eine wirkungsvolle Antwort – *Ignatia* (ab Seite 100).

■ **Allergien und Haut:** Mit *Sulfur* verfügt die Homöopathie über einen regelrechten Tiefenreiniger für die Haut – eine glatte Nr. 1.

■ **Blase:** Die empfindsame Schwachstelle bei Frauen und Kindern. *Apis* (ab Seite 65) ist hier die wichtigste, aber nicht die einzige Arznei, die in Frage kommt.

■ **Hals-Nase-Ohren:** *Belladonna* (ab Seite 51) ist nicht nur die Nr. 1 in diesem Bereich. Die Tollkirsche hilft auch bei vielen anderen Symptomen.

■ **Hormone:** *Pulsatilla* (ab Seite 58) ist nicht das einzige, aber vielleicht das wichtigste Mittel für Frauen. Es reguliert Beschwerden, die durch ein hormonelles Ungleichgewicht ausgelöst wurden.

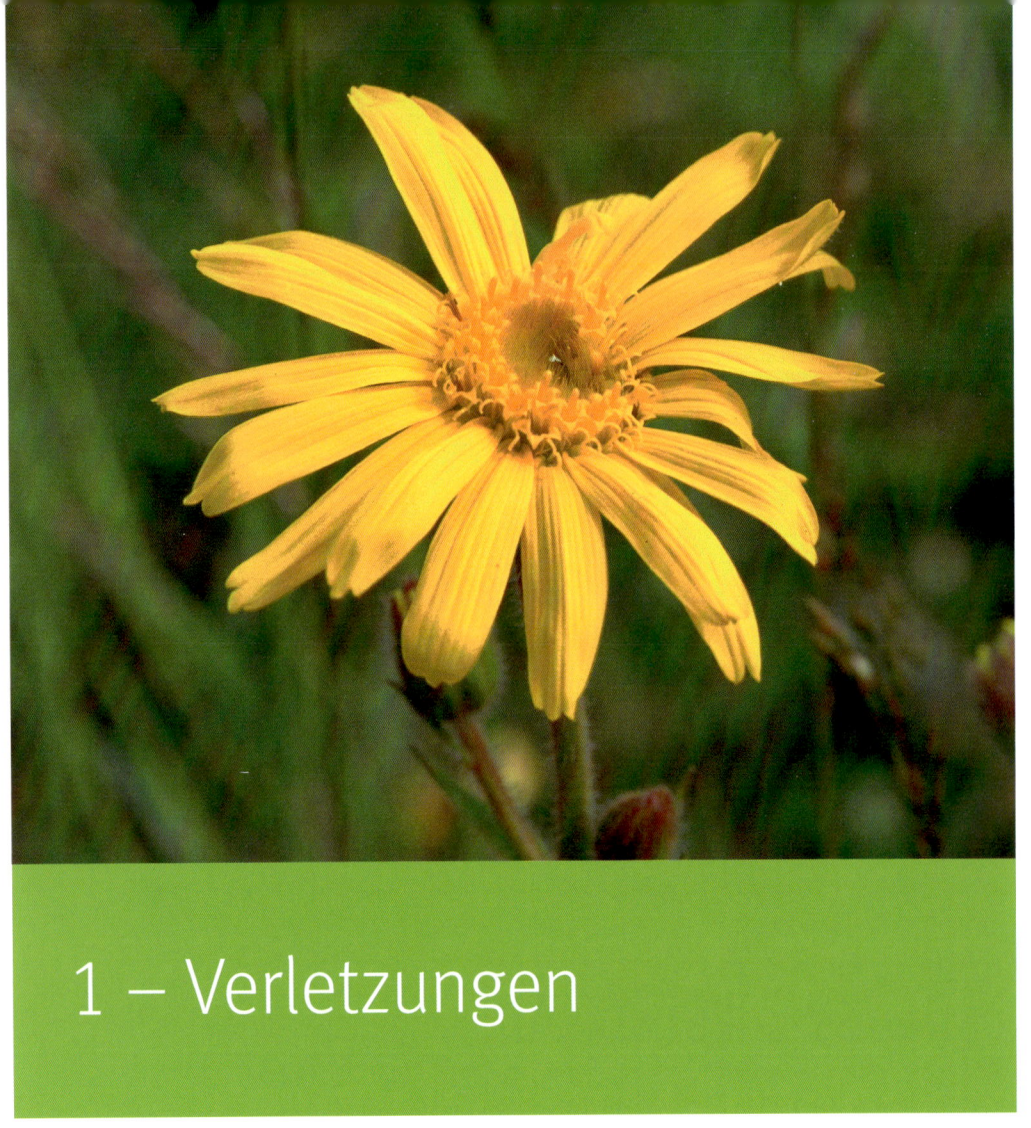

1 – Verletzungen

Bei der ersten Schwachstelle dreht sich alles um Traumata. Hier finden Sie als Hauptmittel *Arnica*, die wahrscheinlich wichtigste homöopathische Arznei überhaupt und das zentrale Erste-Hilfe-Mittel schlechthin. Egal bei welcher Verletzung – Sie müssen immer zuallererst an dieses Homöopathikum denken. Flankiert wird es von den Mitteln *Ruta* (Weinraute), *Symphytum* (Beinwell) und *Staphisagria* (Stephanskraut). So behandeln Sie souverän traumatische Geschehen der unterschiedlichsten Art.

ARNICA – der schnelle Sanitäter

Arnica montana – der Bergwohlverleih – ist die Antwort der Natur auf Verletzungen aller Art, vor allem aber auf stumpfe Verletzungen wie Prellungen, Verstauchungen, Stürze und Verrenkungen. Zudem dient *Arnica* als Prophylaxe gegen eitrige Infektionen und als wirksame Substanz bei fieberhaften Infekten, leichteren Formen von Bluthochdruck sowie zur Linderung der Folgen von Schlaganfall und Herzinfarkt. Verwendet wird die getrocknete Wurzel.

Vor oder nach der Behandlung beim Zahnarzt, nach einer Operation, als treuer Begleiter bei allen Sportaktivitäten: *Arnica* bewährt sich überall dort, wo es darum geht, die Folgen von Verletzungen abzumildern und deren Heilung zu beschleunigen. In der Homöopathie ist sie vor allem die Arznei bei stumpfen Traumata. Und das Erstaunlichste ist, dass die Pflanze selbst dann noch ein wertvoller Helfer sein kann, wenn das auslösende Ereignis bereits lange Zeit zurückliegt. Entscheidend sind die Beschwerden, die auch noch Jahre nach einem Unfall auftreten können, weil das Schmerzgedächtnis diese offenbar speichert. So wie bei seelischen Verletzungen werden auch die körperlichen Symptome erst dann wieder aus dem System entlassen, wenn der Organismus die passende Immunantwort auf die erlittenen Wunden gefunden hat. Und hier kann *Arnica* sehr hilfreich sein.

Nach einem Unfall, aber auch nach einer Geburt dient *Arnica* als Sanitäter, der dem Stoffwechsel hilft, Gewebeflüssigkeiten schnell wieder abzutransportieren. Aber auch bei allgemeiner Blutungsneigung muss man an den Bergwohlverleih denken.

Handelt es sich um eine Verletzung der Sehnen und Bänder oder auch der Knochenhaut, dann erfordert dies jedoch eher *Ruta* (Seite 40), eine Verletzung der Nerven reagiert besser auf *Hypericum*, besser bekannt unter dem deutschen Namen Johanniskraut (Seite 75), Knochenbrüche heilen durch *Symphytum* (Seite 41) und nach Operationen sowie bei Schnittwunden aller Art wenden Sie in erster Linie *Staphisagria* (Seite 42), einen nahen Verwandten unseres Garten-Rittersporns, an.

Arnica hat sich bewährt bei: Quetschungen, Blutergüssen, Blutungen, Muskel- und Gelenkschmerzen, Verstauchungen, Verrenkungen, Ischiasbeschwerden und Hexenschuss. Es ist das erste und wichtigste Mittel bei Verletzungen. Sie können es auch vorbeugend nehmen: beim Sport gegen den Muskelkater, vor dem Ziehen eines Zahnes, vor und nach chirurgischen Eingriffen, Operationen und vor der Entbindung. Das Mittel verhindert Entzündungen und beschleunigt die Wundheilung. Beim Verletzungsschock rangiert es gleich nach *Aconitum* (Seite 86) auf dem zweiten Platz.

Auch bei Pusteln und Furunkeln sowie bei anderen Eiterungen hat sich die Arznei bewährt. Beim fieberhaften Infekt mit Gliederschmerzen kommt es hinter *Eupatorium* (Seite 90) und *Rhus toxicodendron* (Seite 72). Zudem lindert *Arnica* Beschwerden bei Arteriosklerose, hohem Blutdruck sowie nach Herzinfarkt und Apoplexie (Schlaganfall).

Typische Auslöser: Verletzungen aller Art, Überanstrengung und Übermüdung

Charakteristisches Aussehen und Verhalten: Der Mensch, dem *Arnica* besonders nützt, neigt zu rotem Gesicht und Bluthochdruck. Er lehnt, obwohl krank oder verletzt, jegliche Hilfe ab, möchte allein gelassen werden und behauptet, ihm fehle nichts.

Wichtigste Symptome und Anwendungsgebiete:
> Sie fühlen sich wund und lahm, wie geprügelt, wie verrenkt.
> Glieder- oder Körperschmerzen und Muskelkater
> Ihr ganzer Körper bzw. die verletzte oder entzündete Stelle ist überempfindlich und Sie wollen (dort) nicht berührt werden. Ja, selbst das Bett erscheint Ihnen zu hart.
> Obwohl es schmerzt, müssen Sie sich bewegen.
> Sie leiden unter großer Schwäche und Erschöpfung.
> Sie fühlen Blutandrang zum Kopf mit Ohrensausen, Benommenheit sowie mit kalten Händen und Füßen.
> Geringfügige Veletzungen hinterlassen blaue Flecken.

Modalitäten: Beschwerden, die auf *Arnica* ansprechen, werden schlimmer durch die geringste Berührung, aber ebenso durch Bewegung, feuchte Kälte oder Wein. Der Zustand verbessert sich in Ruhe, beim Liegen und durch Tieflage des Kopfes.

Wichtige Mittel bei Verbrennungen und Entzündungen:
Arnica: Dunkelrote berührungsempfindliche Haut
Belladonna (Seite 51): Knallrote Haut und pochende Schmerzen
Apis (Seite 65): Blassrote, glänzende geschwollene Haut
Cantharis (Seite 68)*: Blasenbildung und brennende Schmerzen, ein wertvolles Mittel bei Verbrennungen und Verbrühungen

Die wichtigsten Mittel bei Augenverletzungen:
Aconitum (Seite 86): Starke Schmerzen durch Fremdkörper; das Mittel gilt als »Arnica der Augen«.
Arnica: Wichtigstes Verletzungsmittel
Ledum (Seite 83) und *Symphytum* (Seite 41): Blaues Auge
Staphisagria (Seite 42): Schnittverletzungen
Euphrasia (Seite 112): Generell bei Augenbeschwerden

Bewährt hat sich neben der innerlichen auch die äußerliche Anwendung von *Johanniskraut* in Form von Öl (Rotöl), Salbe oder Tinktur.

Während auch bei einer Gehirnerschütterung (und bei allen anderen Kopfverletzungen) *Arnica* das erste und wichtigste Mittel bleibt, hat sich bei Nervenverletzungen, gequetschten Fingern oder Zehen, Steißbein-, Schädel- oder Wirbelsäulenprellungen und bei den extrem schmerzhaften Schürfwunden das Johanniskraut, *Hypericum* (Seite 75), bewährt. Typisch ist der schießende, lanzierende Schmerz, der entlang der betroffenen Nerven verläuft. Neben *Aconitum* und *Arnica* ist *Hypericum* ein wichtiges Schock- und Schreckmittel. Aber auch bei schmerzhaften Narben in Geweben, die reich an Nerven sind, hat sich Johanniskraut bewährt.

Potenz, Dosierung und Anwendung: Natürlich sind Erste-Hilfe-Maßnahmen, soweit notwendig, vorrangig. Ansonsten hat sich *Arnica D12* und in hochakuten Fällen *Arnica C30* für die Selbstbehandlung bewährt. Zur Dosierung lesen Sie bitte die allgemeinen Hinweise auf Seite 115 f.

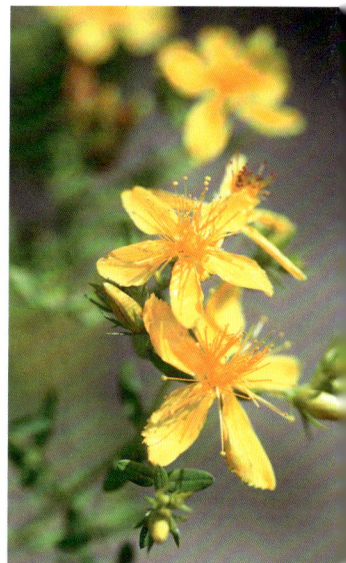

RUTA – Überanstrengung der Sehnen und Bänder

Wer kennt sie nicht, die lästigen Beschwerden wie Golferelle, Tennisellbogen und Achillessehnenreizung? Oder die Überlastung von Handgelenk oder Augen in Folge von zu viel Computerarbeit? Dafür gibt es eine souveräne Antwort aus der homöopathischen Hausapotheke: *Ruta*, die Wein- oder Gartenraute. Verwendet wird der aus dem Kraut gepresste Saft.

Bewährt bei: Knochenprellung, Knochenhautverletzung, Erkrankung von Gelenken, Sehnen und Bändern sowie bei Überanstrengung der Augen.

TIPP

Falls Sie sich wund und lahm fühlen, können Sie *Ruta* im Wechsel mit *Arnica* einnehmen. Werden die Beschwerden durch fortlaufende und leichte Bewegung besser, ist *Ruta* im Wechsel mit *Rhus toxicodendron* (Seite 72 ff.) die erste Wahl. Sollte dagegen jegliche Bewegung reiben und schmerzen, dann nehmen Sie *Bryonia* (Seite 79 ff.).

Wichtigste Symptome und Anwendungsgebiete:

> Sehnenschmerzen (z. B. Achillessehne), Sehnenzerrung, Sehnenscheidenentzündung und Überbein
> Ablagerungen und Verkalkungen in Sehnen und Gelenken (z. B. schnappender Finger); auch wenn die Sehne sich verkürzt anfühlt (Dupuytren-Kontraktur) sowie bei steifen Fingern und Gelenken
> Schmerzen in der Knochenhaut; Gefühl wie geprellt, lahm und wund
> Überanstrengung von Gelenken (z. B. Handgelenk oder Ellbogen); das Gelenk gibt plötzlich nach
> Überanstrengung der Augen (z. B. durch die Arbeit am PC oder durch zu viel Lesen) mit Kopfschmerzen, roten, brennenden, müden Augen und Nackenverspannung
> Generelles Gefühl, der ganze Körper sei geprellt. Sie fühlen sich schwach, lahm, verzweifelt und ruhelos.
> Sie sind unzufrieden, verdrießlich, nahe am Wasser gebaut, außerordentlich streitsüchtig und zum Widersprechen aufgelegt.

Modalitäten: Einseitiger Übergebrauch bringt die Beschwerden hervor, die im Liegen, bei feuchtem Wetter und in der Kälte schlimmer werden.

SYMPHYTUM – der Knochenflicker

Symphytum (Beinwell) ist eine Pflanze, deren Wirksamkeit zur besseren Abheilung von sehr schmerzhaften Knochenverletzungen und Brüchen seit langem bekannt ist.

Bewährt bei: Knochenbrüchen, Knochen- und Knochenhautverletzungen sowie bei Prellungen des Auges.

Wichtigste Symptome und Anwendungsgebiete:
> Starke, stechende Schmerzen des verletzten Knochengewebes, besonders bei Druck, Berührung und Bewegung
> Das Mittel beschleunigt die Heilung bei Knochenbrüchen, sowohl nach einem Unfall als auch bei Osteoporose und bei Ermüdungsbrüchen von Sportlern.
> Verdrehen von Gelenken
> Gelenkarthrose (als Tinktur, 3-mal tgl. 10 Tropfen über längere Zeit einnehmen)
> Verletzung und Prellung des Augapfels und der Knochen um das Auge herum (z.B. nach einem Schlag)
> Beim blauen Auge fördert es zusammen mit *Ledum* (Seite 83) die Rückbildung des Blutergusses.

Modalitäten: Die Beschwerden werden besser in Ruhe.

GU-ERFOLGSTIPP   WAS NOCH HILFT

Zur schnelleren Heilung von Knochengewebe können Sie zusätzlich die beiden biochemischen Schüßler-Salze *Calcium fluoratum D6* und *Calcium phosphoricum D12* einsetzen, je 3-mal tgl. 2 Tabletten – auch bei beginnender Osteoporose. Als *Kytta-Salbe*® hat sich ein Pflanzenbrei, hergestellt aus der Beinwellwurzel, äußerlich für Umschläge bei Verletzungen der Knochen und Knochenhaut, bei Verdrehungen von Gelenken sowie bei Venenentzündung und Arthrose bewährt.

STAPHISAGRIA – bei Schnittwunden

Das *Stephanskraut* ist das wichtigste homöopathische Mittel zur Behandlung von Stich- und Schnittverletzungen jeglicher Art, also auch nach Operationen (mit *Arnica*). Daneben ist es sehr hilfreich bei den Folgen von (sexueller) Demütigung, Tadel, Kummer und Zorn und somit immer dann angezeigt, wenn man sich im wahrsten Sinne des Wortes »geschnitten« fühlt.

Bewährt bei: allen glatten Schnitt- und Stichwunden, z.B. nach Augen- oder Bauchoperationen (z.B. Kaiser- oder Dammschnitt), Endoskopie, Gelenkspiegelung und Verletzung durch Katheter. Zudem bei Blasenreizung, Gerstenkörnern und Karies.

Wichtigste Symptome und Anwendungsgebiete:
> Schnittverletzungen, auch Operationen
> Wiederkehrende Gerstenkörner
> Blasenreizung nach zu viel oder zu heftigem Sex
> Schneidende Bauchkoliken nach Zorn oder Demütigung
> Beschwerden als Folge von sexuellem Missbrauch
> Karies, wenn die Zähne schwarz werden
> Verlangen nach Tabakrauchen

Modalitäten: schlimmer durch Ärger, Kränkung, Kummer, sexuelle Exzesse und Tabak

TIPP

Bei Reizbarkeit, Ärger und Zorn bewährt sich Staphisagria dann, wenn nach Erniedrigung, Beleidigung und Kummer der Ärger lang geschluckt wurde, Sie innerlich vor Wut zittern und der angestaute Ärger plötzlich durch einen heftigen Gefühlsausbruch an den Tag kommt, so dass Sie mit Gegenständen schmeißen.

Der Typ: übersensibel, schüchtern, zurückgezogen. Reagiert bei Erregung mit Zittern und Sprachlosigkeit. Er frisst seinen Ärger in sich hinein, bis er »platzt«, und neigt zur Selbstbefriedigung. Der Mensch, der *Staphisagria* braucht, ist überdies nett, sanft und sozial. Er reagiert empfindlich auf Grobheiten anderer und hofft im Stillen, dass er die Anerkennung bekommt, die ihm seiner Meinung nach zusteht, er würde diese aber nie einfordern.

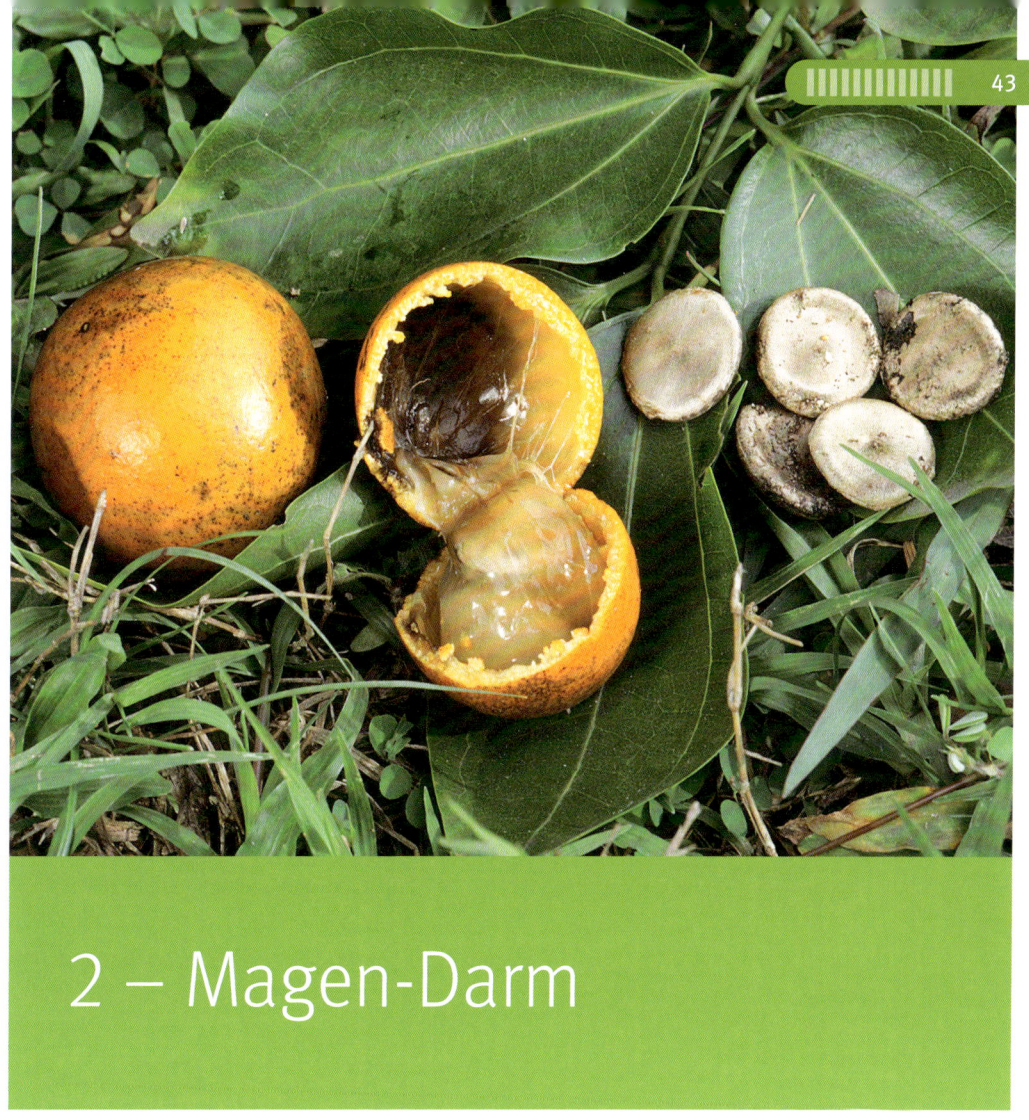

2 – Magen-Darm

Auf dem zweiten Platz der am häufigsten gekauften Homöo-pathika steht *Nux vomica,* das Mittel für die moderne Lebens-weise voller Hektik und Ungeduld. Mit seiner zentralen Wirkung auf den Magen-Darm-Trakt hat es sich im Laufe der Zeit zu einem der wichtigsten Konstitutionsmittel entwickelt. In die-sem Kapitel finden Sie wichtige Helfer bei Beschwerden des Ver-dauungstraktes, ganz egal ob es sich um Blähungen, Krämpfe, Schmerzen, Verstopfung oder Durchfall handelt.

NUX VOMICA – der Stressmanager

Nux vomica – die Brechnuss – gilt als die homöopathische »Katerarznei«. Das Mittel ist besonders dann angezeigt, wenn reichlich Alkohol oder Nikotin, zu üppiges Essen sowie zu viel Ärger und Stress auf den Magen schlagen und Sie explodieren lassen. Aber auch dann, wenn Sie sich »verkatert«, sprich »vergiftet« fühlen. Ganz egal, ob dieser Zustand durch Alkohol, verdorbene Nahrungsmittel oder durch eine Chemotherapie hervorgerufen wurde, sollten Sie an *Nux vomica* denken.

WENN STRESS KRANK MACHT
Nux vomica entgiftet, beruhigt Magen und Nerven und sorgt dafür, dass Sie sich von Ihrem alltäglichen Stress nicht auffressen lassen. Es entspannt Darm, Nerven und Rückenmuskulatur.

Sie sind ein Großstadtmensch mit überwiegend sitzender Lebensweise und jeder Menge Stress im Büro? Um abzuschalten, greifen Sie am liebsten zu gutem Essen, Alkohol und Nikotin. In unserer schnelllebigen, herausfordernden Zeit, in der Managerqualitäten in der Firma und zu Hause gleichermaßen gefragt sind, kommt die Brechnuss immer dann zum Einsatz, wenn Sie nur noch aus der Haut fahren und kaum noch Entspannung finden. Saures Aufstoßen, ein druckempfindlicher Magen, Hinterkopfschmerzen, Empfindsamkeit gegen Licht, Geräusche und Gerüche: All dies gehört zu dem überreizten Nervenkostüm und Temperament dieses Typs. Um 3 Uhr früh erwachen Sie mit einem elenden Gefühl und nach dem Aufstehen sind Sie unausstehlich. Mittags erfrischt ein kurzer Schlaf – aber wehe, Sie werden geweckt! Dann verschlechtert sich Ihre Laune noch weiter.

Nux vomica hat sich bewährt bei: Stress, Kater, Kopfschmerzen, Übelkeit, Brechreiz, Magenbeschwerden (Geschwür, Sodbrennen, Aufstoßen etc.), spastische Verstopfung, Erkältung, Rückenschmerzen, PMS und Menstruationsschmerzen, Schwindel, Schlafstörungen.

Typische Auslöser der Beschwerden: zu viel Alkohol, Stimulanzien (Kaffee, Nikotin, Alkohol oder Drogen) und Medikamente. Vergiftungen, Chemotherapie, verdorbene oder zu schwere Nahrung, Stress, Ärger, Schlafmangel, Kälte und Zugluft.

Charakteristisches Verhalten: Der *Nux-vomica*-Typ ist gestresst, überreizt, jähzornig, cholerisch, aber auch hypochondrisch. Er ist ein Alpha-Tier und Workaholic mit ausgesprochenem Wettbewerbsverhalten. Den ganzen Tag in Eile, unter Druck und in Hektik, von Kaffee, Zigaretten, Kopf- und Magenschmerztabletten lebend, wird er zu einem überreizten Nervenbündel, das streitsüchtig und aufbrausend reagiert und keinerlei Widerspruch verträgt. Sie finden alles zum »Kotzen«. Er wird überempfindlich gegen alles, besonders Luftzug und Kälte sind ihm verhasst und machen ihn krank.

Wichtigste Symptome und Anwendungsgebiete:
> Sie sind ein Morgenmuffel, oft verkatert und verdrossen.
> Sie sind sehr gestresst, gereizt und überempfindlich.
> Nervöses bis aggressiv-cholerisches Verhalten
> Typisch: (morgendliche) Übelkeit mit viel (vergeblichem) Würgen und Brechreiz. Sie würden gerne erbrechen, können aber nicht.
> Dasselbe gilt für den Stuhlgang: Verstopfung mit vergeblichem Drang und Bauchkrämpfen.
> Die Nahrung liegt wie ein Stein im Magen (Fettes geht aber gut).
> Saures Aufstoßen, Sodbrennen und Magenschmerzen ein bis zwei Stunden nach dem Essen
> Sie neigen zu krampfartigen Schmerzen (Koliken) und Beschwerden.
> Ihre Sinnesorgane sind überempfindlich gegen Geräusche, Gerüche, Licht und Berührung.
> Sie frieren schnell und erkälten sich leicht.
> Bei Rücken-, Nacken- und Schulterschmerzen; zum Umdrehen müssen Sie sich im Bett aufsetzen, aber die Kreuzschmerzen sind besonders schlimm im Sitzen.
> Sie wachen um 3 Uhr früh auf und können bis zum Morgen nicht mehr einschlafen; später wachen Sie total gerädert auf.

Modalitäten: Verschlimmerung durch Stress, Ärger, Zorn, geistige Anstrengung, Kälte und Luftzug sowie durch Stimulanzien, obwohl Verlangen danach besteht. Besserung durch Wärme, Ruhe und abends sowie durch ergiebige Absonderungen, ein kurzes Schläfchen, Einhüllen des Kopfes und feuchte Luft.

Die wichtigsten Mittel bei Verstopfung:
Nux vomica: Vergeblicher Stuhldrang mit krampfartigem Drängen (spastische Verstopfung); auch nach Abführmittelmissbrauch
Bryonia (Seite 79 ff.): Trockener, harter, dunkler, meist großvolumiger Stuhl, »wie verbrannt«, mit gierigem Durst auf Kaltes
Sepia (Seite 61): Träge Verstopfung ohne Stuhldrang, Gefühl einer Kugel im Enddarm; Senkungsgefühl

Die wichtigsten Mittel bei Durchfall:
Okoubaka (Seite 47): Lebensmittelunverträglichkeit und Infekte
Arsenicum album (Seite 48): Brechdurchfall nach leichter Lebensmittelvergiftung oder nach Fisch, schlimmer durch Trinken kalter Getränke; große Erschöpfung und Angst
Argentum nitricum (Seite 104): Angst, Nervosität; nach Süßem sowie vor Prüfungen (Erwartungsspannung)
Sulfur (Seite 107 ff.): Treibt Sie morgens aus dem Bett; nach Antibiotikaeinnahme; chronisch; im Wechsel mit Verstopfung
Pulsatilla (Seite 58 ff.): Nach Fett, Obst und Eisessen
Colocynthis (Seite 49): Sie krümmen sich vor Schmerzen.

Die wichtigsten Mittel bei Verdauungsstörungen:
Okoubaka (Seite 47): Durchfall, Übelkeit, Erbrechen und Bauchschmerzen aufgrund unterschiedlichster Ursachen
Nux vomica: Viel Würgen und (vergeblicher) Brechreiz; krampfartige Bauch- und Magenschmerzen; Sie sind sehr gereizt und haben mäßigen Durst.
Bryonia (Seite 79 ff.): Übelkeit, Erbrechen, stechende Magenschmerzen, Durchfall nach kalten Getränken; Sie sind gereizt, möchten Ihre Ruhe haben; viel Durst
Pulsatilla (Seite 58 ff.): Ranziges Aufstoßen und galliges Erbrechen nach Fett, Eis, Kuchen, Durcheinanderessen; mit starkem Verlangen nach frischer Luft; Sie sind weinerlich und durstlos.

OKOUBAKA – das Entgiftungswunder

Innerhalb kürzester Zeit hat sich die Rinde des afrikanischen *Okoubaka*-Baumes einen Platz an der Spitze der homöopathischen Mittel erobert. Die bisherigen Erfahrungen sind vielversprechend: Die Wirkung scheint im Leber-Galle-System und an der Bauchspeicheldrüse anzusetzen, wo sie die Entgiftung anregen soll. So wird das Mittel überall dort verwendet, wo der Stoffwechsel nicht angemessen reagieren kann, entweder weil er vergiftet ist oder überreizt reagiert. Lebensmittelvergiftungen gehören ebenso zum Behandlungsfeld wie Nahrungsmittelallergien und Heuschnupfen. Auch Chemikalien sollen besser verstoffwechselt werden. Dazu zählen Pestizide, Arzneimittel wie Antibiotika und nach bisherigen Erkenntnissen auch die Toxine einer Chemotherapie. Empfohlen wird *Okoubaka* auch dann, wenn Sie nach einem Infekt nur schwer wieder zu Kräften kommen.

Bewährt bei: Magen-Darm-Infektionen mit unterschiedlichen Auslösern, Nahrungsmittelunverträglichkeiten, Vergiftungen, Fernreisen mit ungewohnter Nahrung, bei Schwäche nach Infekten und nach Antibiotikatherapie.

Wichtigste Symptome und Anwendungsgebiete:
> Übelkeit, Erbrechen und Bauchschmerzen
> Empfindlicher Darm
> Verdauungsstörungen wie Durchfall
> Leber-Galle- und Bauchspeicheldrüsenerkrankungen
> Vergiftungen durch Lebensmittel, Insektizide, Pestizide und Arzneimittel
> Medikamenten- und Nahrungsmittelallergien
> Nach Infektionen und Infekten mit Kraftlosigkeit
> Schwankender Blutzuckerspiegel bei Diabetes

Bei akuten Beschwerden nehmen Sie *Okoubaka D2* als Tropfen, Globuli oder Tabletten anfangs stündlich, später alle 2 Stunden. Am zweiten Tag nur noch alle 2 bis 3 Stunden und ab dem dritten Tag 3-mal tgl. Für Fernreisen können Sie vorbeugend 3-mal tgl. 1 Tablette eine Woche vorab nehmen.

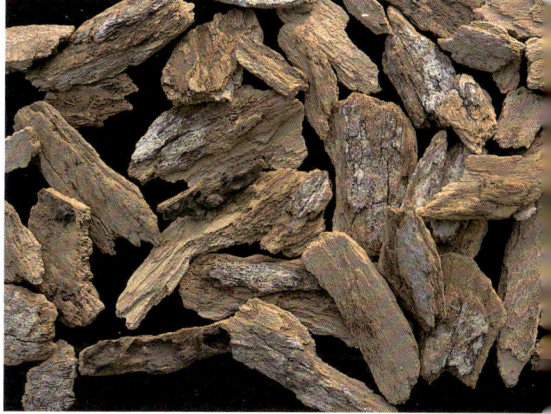

ARSENICUM ALBUM – gegen Brechdurchfall

Unverdünnt ist Arsen (*Arsenicum album*) ein starkes Gift, das zu elendiger Übelkeit mit Durchfall und ängstlich getriebener Schwäche führt. In feinstofflicher, homöopathischer Aufbereitung wird es zu einem wirkungsvollen Mittel für eben diese Beschwerden. Besonders bei Brechdurchfall, egal ob dieser durch eine Lebensmittelvergiftung oder durch das Noro-Virus ausgelöst wurde, gegen das die Schulmedizin machtlos ist.

Bewährt bei: Durchfall, Erbrechen, Übelkeit, Schwäche, Abmagerung, Ängsten und Unruhe. Daneben aber auch bei Schnupfen, Asthma, brennenden Magen-, Nerven- und Halsschmerzen und bei Ekzemen. Der Typ, zu dem *Arsenicum* besonders gut passt, ist sehr ordentlich, pünktlich und gewissenhaft. Er wirkt pedantisch und lehrerhaft. Im Krankheitsfall reagiert er panisch ängstlich, unruhig, getrieben und verspannt.

Wichtigste Symptome und Anwendungsgebiete:

> Durchfall, Erbrechen sowie Bauch- und Magenkrämpfe, besonders nach Fisch, Früchten und Eis
> Großes Verlangen nach Wärme und Durst auf eher warme Getränke, die Sie in kleinen Schlückchen trinken
> Brennende Schmerzen (Magen, Darm, Hals, Haut etc.), die durch Wärme (meist) gebessert werden
> Sie sind blass, schwach, kalt, ängstlich-panisch, ruhelos.
> Trotz großer Schwäche müssen Sie sich bewegen.
> Sie haben Angst um Ihre Gesundheit und vor dem Alleinsein, Gesellschaft tut Ihnen gut.
> Asthma mit pfeifender Einatmung, Atemnot und Angst
> Die Beschwerden treten oft periodisch auf, werden schlimmer durch Kälte, Nässe und nachts zwischen 12 und 3 Uhr, Liegen auf dem schmerzhaften Körperteil sowie körperliche Anstrengung tragen ebenfalls zur Verschlechterung bei.
> Eine Besserung tritt ein durch Wärme, heiße Anwendungen, heiße Getränke und Liegen.

COLOCYNTHIS – gegen Bauchkrämpfe

Die Koloquinte *(Colocynthis)* ist ein hervorragendes Medikament bei Bauchkrämpfen und Koliken und wird als homöopathische Alternative zu Buscopan® bezeichnet.

Bewährt bei: krampfartigen Bauch- und Unterleibsschmerzen, Menstruations- und Ischiasbeschwerden sowie bei Neuralgien im Kopfbereich.

Wichtigste Symptome und Anwendungsgebiete:

> Sie sind sehr gereizt und ärgerlich, geraten über jede Kleinigkeit in Wut.
> Typisch für *Colocynthis* ist es, dass Sie sich vor Schmerzen zusammenkrümmen müssen.
> Kolikartige Bauchschmerzen mit Blähungen und Durchfall
> Durchfall sofort nach dem Essen oder Trinken
> Sie pressen sich die Faust in den Bauch, kleine Kinder bevorzugen die Bauchlage, da Druck bessert.
> Kolikartige, schneidende Schmerzen in den Eierstöcken, im Unterleib sowie beim Wasserlassen
> Hüft- und Ischiasschmerzen mit Taubheitsgefühl; Sie müssen das Bein anziehen und auf diesem liegen.
> Koliken und Neuralgien mit zusammenziehenden, schneidenden, kneifenden Schmerzen, die durch Krümmen, Druck, Wärme, Abgang von Stuhl oder Wind und durch Kaffeetrinken und Rauchen besser werden

Zwei wichtige Mittel bei krampfartigen Beschwerden:
Colocynthis: Sie müssen sich zusammenkrümmen; fester Druck gegen eine harte Kante und Hitze bessern.
Magnesium phosphoricum (Seite 76): Auch bei diesem Mittel werden die Beschwerden durch Zusammenkrümmen und besonders durch Wärme (Wärmflasche) besser, doch nicht durch festen Druck, sondern durch Reiben und Massieren. Auch bei Schreib- und Wadenkrämpfen oder beim Herzkrampf (Angina pectoris).

WICHTIGSTE AUSLÖSER
Beschwerden, die an *Colocynthis* denken lassen, werden ausgelöst durch Kränkung, Ärger und Zorn sowie durch den Übergang von einer Jahreszeit zur nächsten – vor allem dann, wenn sich intensive Sonne und kalte Luft abwechseln.

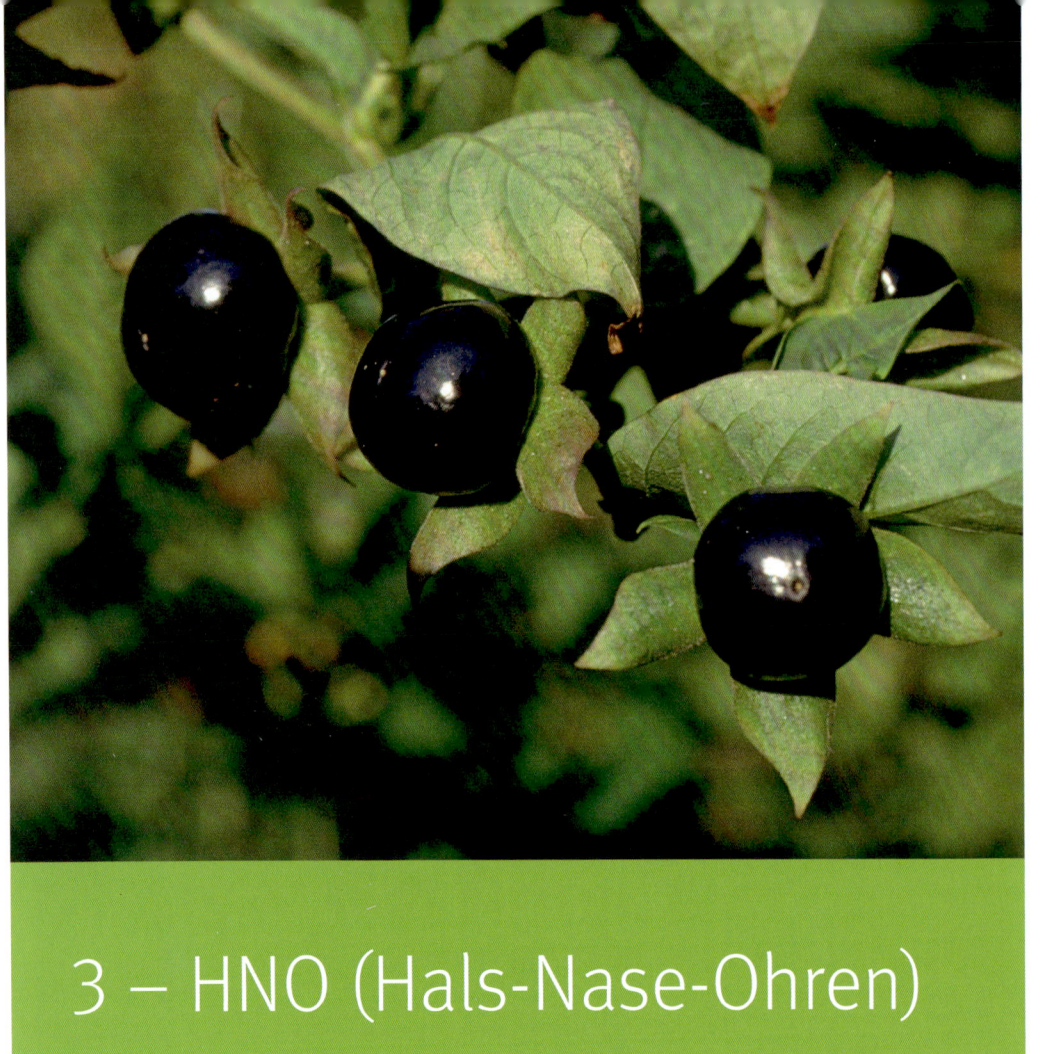

3 – HNO (Hals-Nase-Ohren)

Auf Platz drei der »magischen 11« steht *Belladonna,* **das wich-** tigste Mittel bei allen akuten Entzündungen, besonders im Kopfbereich. Ob nun bei einer Mandelentzündung, bei akuten Beschwerden in den Nasennebenhöhlen oder bei einer plötzlich und heftig auftretenden Mittelohrentzündung: Immer müssen Sie zuerst an *Belladonna* denken. Doch dieses Homöopathikum wirkt noch bei vielen anderen Beschwerden. Lesen Sie auf den folgenden Seiten, warum *Belladonna* so ein »tolles« Mittel ist.

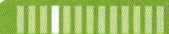
BELLADONNA – der Grippe-Doktor

Belladonna – die Tollkirsche – macht deutlich, wie es der Homöopathie durch die Magie der allerkleinsten Dosen gelungen ist, aus einer hochgiftigen Pflanze ein hervorragendes und unverzichtbares Heilmittel herzustellen. Aus der Kirsche, die »toll« macht, entwickelte der Begründer der Homöopathie ein Präparat, das bei akut auftretenden, schmerzhaften Erkrankungen im Hals-Nasen-Ohren-Bereich als erste Wahl gilt.

Viele Eltern kennen das Phänomen: Ihr Kind wacht heiß und schwitzig auf, die Äuglein glänzen, die Bäckchen sind rot, sie glühen vor Fieber. Trotz der inneren Hitze will es zugedeckt sein. Es fährt mit schrecklichen Alb- und Fieberträumen hoch.
Gibt man einem gesunden Menschen im Rahmen einer Arzneimittelprüfung verdünntes *Belladonna*, so entwickelt er genau die oben beschriebenen Symptome. Auf diese Weise hat Samuel Hahnemann, der Urvater der Homöopathie, Arzneistoffe getestet – bei sich selbst und bei seinen elf Kindern.
Potenziertes *Belladonna* hat seinen Platz in die »Top 11« der Homöopathie bei Kindern und Erwachsenen geschafft, weil es sich bei Einschnürungsgefühl im Hals mit schwierigem Schlucken und bei pulsierenden, klopfenden Schmerzen im Mittelohr tausendfach bewährt hat. Auch Nasenbluten gehört zu seinem Einsatzgebiet, ebenso wie ein kitzelnder oder schmerzhafter, trockener Husten. Kinder weinen, bevor sie husten. Der Kehlkopf kann wehtun, die Stimme klingt hoch und pfeifend bei jedem Atemzug. Fragen Sie in solchen Fällen aber bitte immer Ihren Heilpraktiker oder Arzt!

Breite Wirkung: Belladonna hilft nicht nur bei Beschwerden im HNO-Bereich. Das Mittel wirkt bei fast jeder akuten Entzündung, sofern diese plötzlich, mit aller Heftigkeit und hohem Fieber einhergeht. Häufig setzen die Beschwerden am späten Nachmittag ein. Die entzündeten Stellen sind heiß und knallrot, der Betroffene klagt über pochende bzw. klopfende Schmerzen.

ÄHNLICHKEITSPRINZIP

»Similia similibus curentur«: Ähnliches möge durch Ähnliches geheilt werden – auf diesem Prinzip von Dr. Samuel Hahnemann beruht die Lehre der Homöopathie. Was ein Mittel bei einem Gesunden auslöst, das wird es bei einem Kranken heilen – vorausgesetzt, es ist das ähnlichste Mittel.

Belladonna hat sich bewährt bei: allen akuten Entzündungen, krampfartigen oder klopfenden Beschwerden, bei hohem Fieber, Kinderkrankheiten (Scharlach, Masern, Mumps, Röteln), Erkältung, Halsschmerzen, Mittelohrentzündung, Augen- und Blasenentzündung, trockenem Husten, Bauch- und Unterleibskoliken, Sonnenstich, Kopfschmerzen und Migräne.

Typischer Auslöser der Beschwerden: Zugluft, feuchte Kälte, nasse Haare und intensive Sonnenbestrahlung.

Wichtigste Symptome und Anwendungsgebiete:

> Beschwerden und Schmerzen kommen und gehen plötzlich.
> Hohes Fieber; die Haut ist abwechselnd trocken oder schweißig, Schweiß nur auf bedeckten Hautstellen (z. B. unter der Bettdecke); typisch ist dabei ein roter, heißer Kopf; Hände und Füße können aber kalt sein; Sie wollen zugedeckt bleiben.
> Schmerzen sind klopfend, pochend, zusammenschnürend.
> Entzündungen sind knallrot, geschwollen und heiß.
> Die Pupillen sind oftmals erweitert.
> Der Mund ist trocken, es besteht aber kein Durst, ja sogar Abneigung gegen Wasser (Saft geht eher noch).
> Bei Halsschmerzen ist der Schlund wie zugeschnürt, trotzdem dauerndes Bedürfnis zu schlucken, obwohl die wunden, stechenden Schmerzen dabei bis ins (rechte) Ohr ziehen können; die Drüsen am Hals sind geschwollen und äußerst berührungsempfindlich.
> Die Zunge ist weiß belegt mit roten Punkten (Erdbeerzunge) oder knallrot wie bei Scharlach (Himbeerzunge).
> Trockener Husten, bellend, hart, in heftigen Anfällen besonders nach Mitternacht; Kitzelhusten oder scharfer Schmerz in der Brust; Kinder weinen vor dem Husten.
> Krampfartige Schmerzen (Koliken) in Bauch und Unterleib

Modalitäten: Beschwerden, die auf *Belladonna* ansprechen, verschlimmern sich nachmittags sowie abends und nachts bis Mitternacht, aber auch beim Hinlegen, durch Erschütterung (z. B.

während einer Autofahrt), Stoß, die geringste Berührung, Lärm, Licht, Kälte und Sonne. Ruhe, Dunkelheit, Sitzen und Rückwärtsbeugen tun dagegen gut.

Die wichtigsten drei Mittel bei Ohrenschmerzen:
Ferrum phosphoricum (Seite 89): Beginnende Entzündung; leicht pochend; etwas Fieber, wenig klare Symptome
Belladonna: Akute, plötzliche, heftig klopfende Entzündung mit meist hohem Fieber und Hitze sowie Druckgefühl im Ohr
Pulsatilla (Seite 58 ff.): Dicker gelber Schnupfen (oder Ohrenfluss); verstopftes Ohr, drückender Schmerz, schwerhörig; durstloses, weinerliches sehr anhängliches Kind

Die wichtigsten drei Mittel bei Schnupfen:
Allium cepa (Seite 111): Wichtigstes Mittel bei wundmachendem Fließschnupfen mit heftigen Niesanfällen, milden Tränen und Verlangen nach frischer Luft (bei *Euphrasia* ist es umgekehrt: milder Fließschnupfen und wundmachende Tränen)
Pulsatilla (Seite 58 ff.): Milder, dicker, gelbgrüner Schnupfen mit verstopfter Nase, Geruchs- und Geschmacksverlust; morgens läuft die Nase; besser an der frischen Luft
Nux vomica (Seite 44 ff.): Erkältungs- und Stockschnupfen (besonders nachts), hervorgerufen durch Kälte und Luftzug. Typisch ist auch die verstopfte Nase im Freien und der Fließschnupfen in geschlossenen Räumen. Sie sind sehr verfroren und wollen nicht abgedeckt oder entblößt werden.

BELLADONNA ODER ACONITUM

Sowohl *Belladonna* als auch *Aconitum* sind wichtige Mittel für die erste, hochakute Phase eines Infektes. Welches der beiden Mittel bei rasch und heftig auftretendem Fieber das richtige für Ihr Kind ist, erfahren Sie auf Seite 87.

Der Kasten hilft Ihnen bei der Differenzierung zwischen den beiden häufig angezeigten akuten Fiebermitteln der Homöopathie. Oft braucht man zuerst *Aconitum*, gefolgt von *Belladonna*, wenn das Kind anfängt zu schwitzen.

KALIUM BICHROMICUM – für eine freie Nase

Wenn ein Schnupfen nach ungefähr einer Woche dickflüssig wird und die Nase verstopft erscheint, bedeutet das oftmals den Übergang zu einer Sinusitis (Nasennebenhöhlenentzündung). Eines der wertvollsten Mittel bei derartigen Beschwerden ist das chromsaure Kali (*Kalium bichromicum*).

Bewährt: hauptsächlich bei Schnupfen und Nasennebenhöhlenentzündung, aber auch bei Kopf- und Magenschmerzen.

Wichtigste Symptome und Anwendungsgebiete:
> Anfangs Fließschnupfen, dann Verstopfung der Nase mit heftigem Juckreiz
> In der nächsten Phase kommt es zu einem dicken, fadenziehenden, gelbgrünen Schleim oder zu elastischen Schleimpfropfen; der Schleim kann blutgestreift und übelriechend sein.
> Druck an der Nasenwurzel oder punktförmige Schmerzen an Stirn und Wange
> Geruchsverlust und wunde verkrustete Nasenlöcher
> Die Sinusitis kann von metallisch klingendem, hackendem Husten mit zähem, gelbem Auswurf begleitet sein.
> Häufige Erkältungen, die auf die Nebenhöhlen schlagen; (Klein-)Kinder können oft nicht durch die Nase atmen und schniefen.
> Trockenheit und Trockenheitsgefühl in der Nase

Die wichtigsten Mittel bei Nasennebenhöhlenentzündung:
Belladonna (Seite 51 ff.): Anfangsstadium mit plötzlich auftretenden pochenden Schmerzen in Stirn- oder Kieferhöhle
Kalium bichromicum: Dicke, zähe und fadenziehende Schleimpfropfen
Hepar sulfuris (Seite 56): Stechende, pochende Beschwerden mit dickem, gelbgrünem Schnupfen, extremer Gereiztheit und Kälteempfindlichkeit, aber einer deutlichen Besserung durch heiße Dampfbäder

PHYTOLACCA – bei Anginen

Bei Halsschmerzen, die während des Schluckens bis ins Ohr ziehen, müssen Sie immer auch *Phytolacca* in Betracht ziehen. Die *Kermesbeere* hilft zudem bei Problemen während der Stillzeit. Der immunstimulierende Effekt des Mittels und seine Wirkung auf die drüsigen Organe wurde übrigens auch in Tierversuchen nachgewiesen – von Placebo also keine Spur!

Bewährt bei: Mandelentzündung, Seitenstrangangina, Pfeifferschem Drüsenfieber, Mastitis (Brustdrüsenentzündung), wunden Brustwarzen und Mumps.

Wichtigste Symptome und Anwendungsgebiete:
> Halsschmerzen; beim Schlucken und Herausstrecken der Zunge zieht der Schmerz in beide Ohren.
> Der Hals ist dunkelrot, die Mandeln sind geschwollen. Die Zunge hat eine rote Spitze, seitliche Zahneindrücke und einen gelben Belag.
> Sie können nichts Heißes schlucken, kalte Getränke bessern.
> Meist besteht Mundgeruch.
> Die Brust ist knotig, hart, entzündet und sehr empfindlich; beim Stillen strahlen die Schmerzen in den Körper aus.
> Sie fühlen sich kaputt, ruhelos, erschöpft und steif; manchmal bestehen auch rheumatische Beschwerden.

Die *Kermesbeere* wächst auch in unseren Breiten, besonders üppig gedeiht sie im Mittelmeerraum, aber auch in Weinbaugebieten kann man den bis drei Meter hohen Strauch mit den stark färbenden Beeren antreffen.

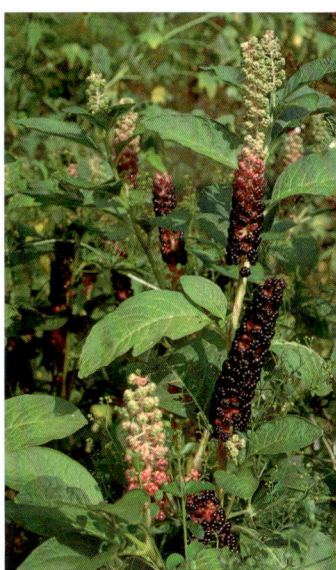

Wichtige Mittel bei Halsschmerzen und Mandelentzündung:
Belladonna (Seite 51 ff.): Hals und Mandeln sind knallrot; Schluckschmerz, der Hals ist trocken, heiß, wie zugeschnürt; pochende Schmerzen (ziehen ins rechte Ohr); besser durch Wärme
Phytolacca: Hals ist dunkelrot; beim Schlucken zieht der Schmerz in beide Ohren; Lymphknoten sind geschwollen; Sie fühlen sich kaputt und zerschlagen; auch bei Seitenstrangangina
Hepar sulfuris (Seite 56): Eitrige Mandelentzündung (Arzt!) mit splitterartigen Schmerzen, so dass Sie kaum schlucken können; extreme Kälteempfindlichkeit, Besserung durch Wärme

HEPAR SULFURIS – bei Eiterungen

Bei allen eitrigen Prozessen ist die Kalkschwefelleber (Hepar sulfuris) das vielleicht wichtigste Mittel, an das Sie denken müssen. Natürlich auch im HNO-Bereich.

Bewährt bei: allen Eiterungen (Abszesse, Furunkel etc.), aber auch bei Hals- und Ohrenschmerzen, Nasennebenhöhlen- und Mandelentzündungen sowie bei kruppartigem Husten.

Wichtigste Symptome und Anwendungsgebiete:
> Typisch ist eine extreme Empfindlichkeit gegen Kälte und Luftzug sowie eine enorme Schmerzempfindlichkeit der entzündeten Stellen (Hals, Haut, Ohr etc.).
> Die Schmerzen fühlen sich pochend, stechend oder splitterartig an (als stecke eine Gräte im Hals); beim Schlucken, Gähnen und bei Kopfbewegungen zieht der Schmerz zum Ohr.
> Alle Beschwerden bessern sich deutlich durch warme Getränke sowie durch Wärme, warme Auflagen, Einhüllen, warmes Wetter und Dampfbäder.
> Die meist eitrig-gelben Absonderungen riechen übel und nach altem Käse.
> Abends und nachts rauer, bellender Husten; auch heftig hackend, erstickend; in den Morgenstunden eher locker, rasselnd; der Schleim ist zäh, dick und gelb; Sie schwitzen, würgen und erbrechen beim Husten; Kruppanfälle mit Atemnot treten oft in den frühen Morgenstunden auf (*Aconitum* eher abends und nachts); zudem besteht oftmals eine heisere, tonlose Stimme.
> Bei Fieber müssen Sie unbedingt bis zur Nase zugedeckt sein; das Entblößen nur eines Körperteils verschlimmert die Symptome; dabei neigen Sie zu reichlich säuerlichen Schweißen, die keine Erleichterung bringen.
> Im Krankheitszustand sind Sie gereizt, impulsiv, aufbrausend; Sie reagieren jähzornig und unhöflich.
> Mittelohrentzündung mit Perforation des Trommelfells; aus dem betroffenen Ohr fließt heftig stinkender Eiter.

SEHR GEREIZT UND KÄLTEEMPFINDLICH

Hepar sulfuris gehört zu den kältesten Mitteln der Materia medica. Menschen, die das Mittel brauchen, sind extrem kälteempfindlich und so gereizt, dass sie sogar den Impuls verspüren zu töten. Sie neigen zur Gewalttätigkeit und fühlen sich von anderen beleidigt.

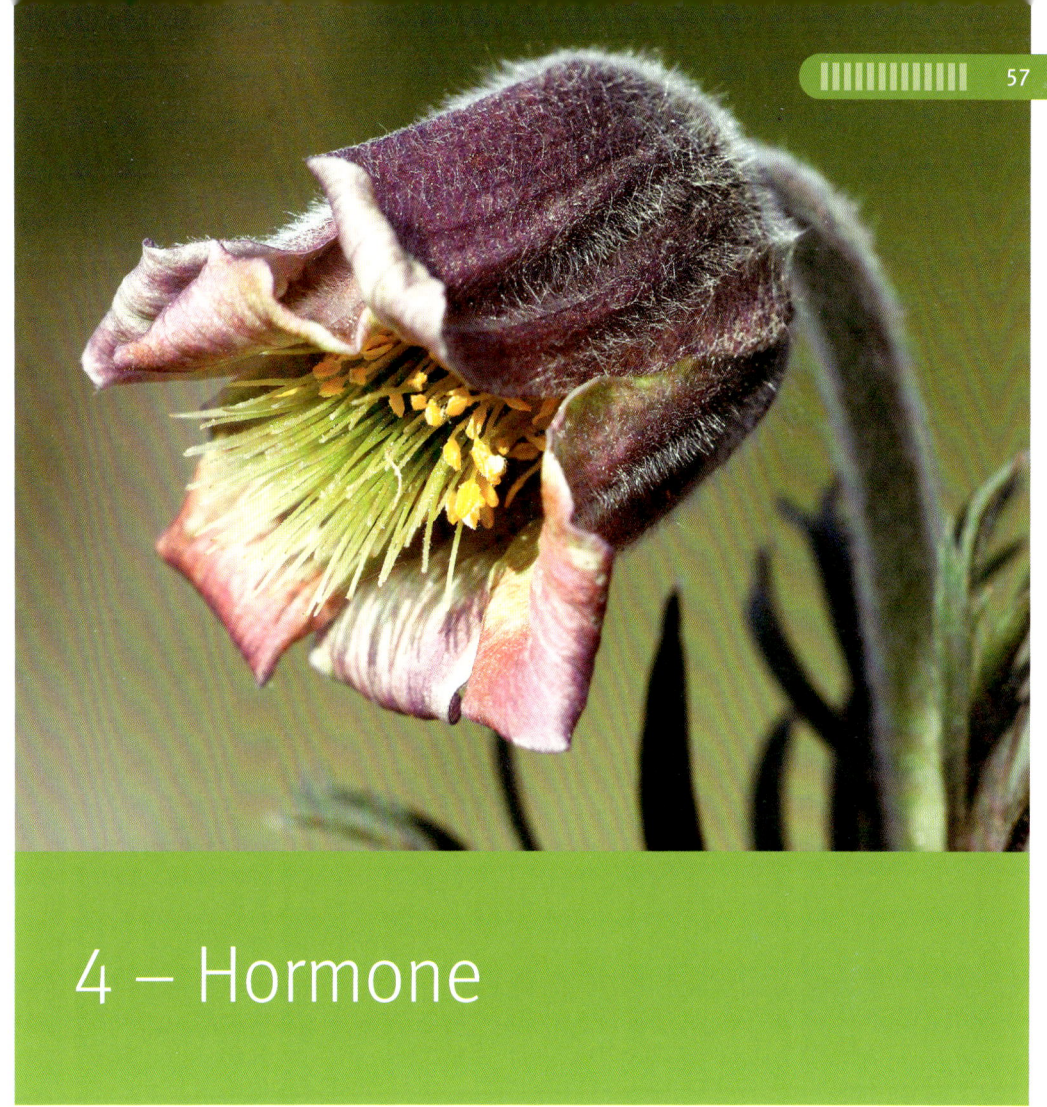

4 – Hormone

Pulsatilla **ist das am häufigsten gekaufte Homöopathikum für die Frau.** Es hat eine tief greifende Wirkung auf die hormonellen Regelkreise. Wie sehr die Hormone Frauen im körperlichen wie auch im seelischen Bereich beeinflussen, ist den meisten bekannt: PMS, Probleme in der Schwangerschaft und klimakterische Beschwerden basieren weitestgehend auf Störungen im hormonellen Gleichgewicht. Genau hier hat sich die Homöopathie im Sinne einer Regulationstherapie immer wieder bewährt.

PULSATILLA – der sanfte Hormonregler

Pulsatilla – die Küchenschelle – biegt sich im Wind sanft hin und her. Sie benötigt nur wenig Wasser. Wechselhafte körperliche und emotionale Beschwerden sowie Durstlosigkeit und ein Verlangen nach frischer Luft sind wichtige homöopathische Leitsymptome, die für das Mittel sprechen.

Die Urmutter, der Schoß der Familie: Das ist der Frauentyp, zu dem das Mittel in erster Linie passt. *Pulsatilla*-Frauen sind weich, nachgiebig, beziehungsorientiert, abhängig von der Harmonie mit ihrem Partner und ihren Kindern. Für ein bisschen Liebe tun sie fast alles. Sie brauchen viel Aufmerksamkeit, Trost und die Sicherheit, geliebt zu werden. Auf der körperlichen Ebene wird das Mittel eingesetzt, wenn Beschwerden wie Blasenentzündungen, Rheuma, Husten und Schnupfen nach Durchnässung auftreten. Auffallend: Die Symptome ziehen im Körper umher. Mal tut's hier weh, mal dort, manchmal in der Seele, manchmal im Körper. Bei Kummer verzögert sich die Menstruation. Vor der Periode leiden Sie oft an Rückenschmerzen, Ermüdungsgefühl, Weinerlichkeit oder auch an Durchfall. Das Mittel stabilisiert die Empfindsamkeit. Frauen, die *Pulsatilla* brauchen, haben häufig blonde oder hellrote Haare, blaue Augen und einen blassen Teint. Auch in ihrem Wesen herrscht eine gewisse «Blauäugigkeit» vor.

Pulsatilla hat sich bewährt bei: Ohren-, Augen-, Zahn-, Blasen- und Frauenleiden, Erkältungen, Husten, Verdauungsstörungen, Venenleiden, Rheuma, Mumps und Masern.

Typische Auslöser der Beschwerden: hormonelle Störungen und Schwankungen in der Pubertät, Schwangerschaft oder in den Wechseljahren. Aber auch Durchnässung, Kälte und zu fettes Essen bereiten Probleme. Bei Masern wirkt es im Stadium der Erkältung mit Augenentzündung, Husten und Schnupfen, sofern die typischen *Pulsatilla*-Symptome auftreten. Bei Mumps, wenn dabei Schwellungen in den Hoden und in der Brust auftreten.

Charakteristisches Verhalten: Dieser Menschentyp ist sehr weiblich, sanft, nachgiebig und eher ängstlich. Bei Krankheit ist er mal weinerlich, dann launisch und kurze Zeit später freundlich. Das Wechselhafte und Widersprüchliche ist hier typisch. Er mag nicht alleine sein und braucht viel Trost und »Nestwärme«.

Wichtigste Symptome und Anwendungsgebiete:

> Sie brauchen frische Luft; stickige, überwärmte Räume sind Ihnen unerträglich.
> Dabei frieren Sie leicht und verkühlen sich schnell.
> Trotz trockenen Mundes sind Sie durstlos.
> Sie haben einen launischen Appetit: Mal schmeckt Ihnen dieses, mal jenes.
> Ihre Periode ist unregelmäßig, verspätet oder setzt ganz aus (v.a. durch Nasswerden oder Verkühlung der Füße), keine Periode gleicht der anderen.
> Absonderungen und Schleim (z.B. Schnupfen, Auswurf bei Husten, Ausfluss aus Ohren oder Scheide) sind mild und von dicker, gelb- bis grünlicher Konsistenz.
> Nahrung liegt wie ein Stein im Magen.
> Schweres Essen wie Schweinefleisch, Fettes, Sahne, Kuchen und Eis bereiten Beschwerden wie Übelkeit und ranziges Aufstoßen mit pappigem Mundgeschmack.
> Ihre Beschwerden wandern oder wechseln den Ort (z.B. bei rheumatischen Problemen) oder ihr Aussehen (z.B. Durchfall ändert dauernd Aussehen und Konsistenz).
> Ihre Beine sind häufig müde, schwer und geschwollen.
> Stimmungsschankungen vor dem Einsetzen der Periode (PMS)

Modalitäten: Beschwerden, die auf *Pulsatilla* ansprechen, werden schlimmer durch Hitze, Ruhe, nach fettem, schwerem Essen, vor und während der Periode sowie durch Hängenlassen der Glieder. Sie bessern sich durch langsame Bewegung und Gehen, im Freien und an der frischen Luft, durch kalte Anwendungen sowie durch Trost und Zuspruch. Auch ausgiebiges Weinen kann Erleichterung bringen.

DAS FÄHNLEIN IM WIND

Typisch für *Pulsatilla* sind Stimmungsschwankungen und launenhaftes Verhalten: Himmelhoch jauchzend, zu Tode betrübt, so erlebt man einen Menschen, dem Pulsatilla guttut. Trost und Zuspruch werden dankbar entgegengenommen.

Die vier Mittel bei PMS (prämenstruelles Syndrom):

Pulsatilla: Geschwollene, schmerzhafte Brüste; Sie sind empfindlich, weinerlich, wollen nicht alleine sein und verlangen nach frischer Luft, stickige Räume sind unerträglich.

Sepia (Seite 61): Sie sind häufig gereizt, depressiv, apathisch, wollen am liebsten alleine sein und Ihre Ruhe haben von Beruf, Familie, Mann und Sex.

Lachesis (Seite 62): Sie sind gereizt, streitsüchtig und sehr eifersüchtig, vertragen nichts Enges am Körper; mit dem Einsetzen der Blutung geht es Ihnen schlagartig besser.

Cimicifuga (Seite 63): Sie sind depressiv, nervös und zappelig, leicht erregbar, fahrig und ängstlich; alles wird zum Problem; Schmerzen in Kopf, Nacken und Schultern.

Die vier Mittel bei Menstruationsbeschwerden:

Pulsatilla: Keine Periode ist wie die andere: einmal stark, dann schwach, einmal schmerzhaft, dann nicht; Ihre Menstruation scheint so launisch wie Ihre Stimmung zu sein.

Sepia (Seite 61): Ausbleibende Periode nach der Schwangerschaft oder nach Absetzen der Pille; Ausfluss anstelle der Periode v. a. bei jungen Mädchen, Sie fühlen sich total überfordert.

Lachesis (Seite 62): Die Blutung bleibt aus oder ist verspätet; Sie fühlen sich dadurch emotional extrem gestaut und reagieren heftig; mit Einsetzen der Blutung bessert sich Ihr Befinden.

Cimicifuga (Seite 63): Ihre Periode ist zu früh oder unregelmäßig; dabei schießende Schmerzen, häufig auch im Kreuz.

Die wichtigsten drei Mittel bei schmerzhafter Menstruation:

Belladonna (Seite 51 ff.): Kolikartige, pulsierende Schmerzen mit »heißem Blut«, Hitzegefühl und überempfindlichem Unterleib

Chamomilla (Seite 96): Wehenartige Schmerzen; Sie reagieren heftig, gereizt, »flippen aus«; der Schmerz ist am schlimmsten während der Periode.

Colocynthis (Seite 49): Sie müssen sich vor Schmerzen krümmen; Druck (z. B. Faust) in den Bauch und Wärme lindern; die Schmerzen beginnen mit der Periode.

GU-ERFOLGSTIPP
»HEISSE SIEBEN«

Magnesium phosphoricum D6, biochemisch, hat sich bei krampfartigen Schmerzen bewährt. Besonders wenn Krümmen, Wärme und Massage guttun. Dazu lösen Sie 5 Tabletten in heißem Wasser auf und trinken schluckweise, solange das Wasser heiß ist. Bei Bedarf wiederholen.

SEPIA – für die überforderte, gestresste Frau

Während *Pulsatilla* eher beim weiblich-blonden Frauentyp mit blasser Haut wirkt, eignet sich *Sepia* – aus der Tinte des Tintenfisches hergestellt – vorwiegend für den braunhaarigen Typ mit dunkler Haut oder gelblich-braunen Flecken (z. B. im Gesicht und auf der Nase). Es ist ein bewährtes Frauenmittel für den männlicheren Typ mit kleinem Busen, schmalen Hüften und starker Körperbehaarung. Doch auch schlaffe, überlastete und übergewichtige Frauen profitieren von diesem Mittel, besonders beim Senkungsgefühl der Gebärmutter, bei dem dieses Mittel wie kein anderes hilft.

Bewährt bei: Bänderschwäche, Senkung der Organe, Verstopfung, Kopfschmerzen und Migräne, PMS, Beschwerden in und nach der Schwangerschaft wie Übelkeit und Kindbettdepression, im Klimakterium, nach einer Fehlgeburt oder Abtreibung, bei Einnahme von Hormonpräparaten, z. B. »Pille«.

Wichtigste Symptome und Anwendungsgebiete:
> Bänderschwäche und Senkungsgefühl der inneren Organe wie Gebärmutter und Blase mit dem Bedürfnis, die Beine übereinanderzuschlagen.
> Morgenübelkeit besser durch Essen; Leeregefühl im Magen
> Wechseljahresbeschwerden mit Schwäche, Schweißausbrüchen und Hitzewallungen
> Verstopfung mit Kugelgefühl im Rektum
> Menstruationsbeschwerden und Schmerzen beim Geschlechtsverkehr
> Sie sind reizbar, aber auch apathisch und depressiv; Sie fühlen sich leicht angegriffen, reagieren mit spitzer Zunge
> Gleichgültigkeit gegenüber Beruf, Familie und Sex; am liebsten würden Sie abhauen; Sie wollen alleine sein.
> Sie sind verfroren und verlangen nach Wärme, heftige Bewegung wie Tanzen bessert das gesamte Befinden.

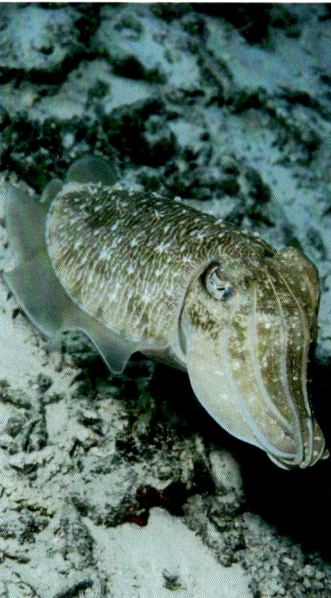

Der weibliche Tintenfisch kümmert sich nicht um den Nachwuchs. Er legt die Eier in eine Höhle oder Felsspalte und schwimmt davon. Kurz nach der Eiablage stirbt das Weibchen. Die Fähigkeit, Nachkommen in die Welt zu setzen, muss das Tier mit dem eigenen Leben bezahlen.

LACHESIS – für die emotional gestaute Frau

**SCHLAFEN
VERSCHLECHTERT**
Typisch für *Lachesis* ist eine
auffallende Verschlechterung aller Symptome nach
dem Schlaf. Oft beginnen
die Beschwerden auch am
Morgen nach dem Erwachen, z. B. Kopfschmerzen
oder Herzbeschwerden.

Die *Buschmeisterschlange* ist ein weiteres wichtiges Frauenmittel. Es passt vor allem dann, wenn großer Rededrang besteht, Sie von einem Thema zum anderen springen und sehr misstrauisch, eifersüchtig, neidisch und gereizt sind. Die Beschwerden werden häufig ausgelöst durch die oben genannten Emotionen sowie durch Ärger oder Kummer. Beginnen Ihre Beschwerden links, nach dem Schlaf, vor der Regel und im Klimakterium, dann sollten Sie auf jeden Fall an *Lachesis* denken. Reden, emotionale Ausbrüche und das Einsetzen der Menstruationsblutung bauen Ihre innere Spannung ab.

Bewährt bei: PMS, Wechseljahresbeschwerden, Entzündungen aller Art (z. B. Hals, Venen, Hämorrhoiden), Herz-Kreislauf-Beschwerden, Asthma und bei krankhafter Eifersucht.

Wichtigste Symptome und Anwendungsgebiete:
> Die Beschwerden treten oftmals linksseitig auf (und können dann nach rechts ziehen).
> Sie sind hochempfindlich gegen Berührung. Jede Beengung am Hals (z. B. bei Halsentzündung und Asthma) oder Bauch ist unerträglich.
> Hitzegefühl mit dunkelrotem Gesicht. Sonne und Wärme werden im Allgemeinen schlecht vertragen.
> Entzündungen (z. B. von Hals, Mandeln, Venen) sind dunkel- bis blaurot und extrem hitze- und berührungsempfindlich.
> Herz-Kreislauf-Beschwerden mit Angst, Schwäche, Zittern, Schwindel und Ohnmacht; besonders wenn Sie dabei die Kleidung öffnen müssen.
> Blutungsneigung, z. B. Nasenbluten, auch kleine Wunden bluten stark. Das Blut ist eher dunkel.
> Verschlechterung durch Hitze, Sonne, unterdrückte oder ausbleibende Ausscheidungen (z. B. vor der Periode oder im Klimakterium) und besser mit dem Einsetzen von Absonderungen (z. B. Monatsblutung).

CIMICIFUGA – wenn alles zum Problem wird

Das *Wanzenkraut* ist ein weiteres Mittel, das einen starken Einfluss auf den weiblichen Organismus ausübt. Körperliche und psychische Probleme hängen hier meist mit dem Hormonsystem zusammen (z. B. während der Periode, im Klimakterium).

Bewährt bei: depressiven Verstimmungen, Ängsten, Kopf- und Nackenschmerzen, Migräne, rheumatischen Beschwerden und Krankheiten der Geschlechtsorgane nervöser Frauen, besonders während der Wechseljahre.

Wichtigste Symptome und Anwendungsgebiete:

> Depressive Verstimmung mit üblen Träumen und Schlaflosigkeit, begleitet von Sorgen und Phobien. Sie haben Angst, geisteskrank zu werden. Häufig tritt eine Platzangst auf, mit dem Bedürfnis, ins Freie zu springen.
> Sie sind nervös, unruhig, müssen sich bewegen; leiden unter nervösen Herzstörungen mit unregelmäßigem Puls und Taubheit im linken Arm.
> Die Periode ist unregelmäßig, ausbleibend oder zu stark; neuralgisch schießende Schmerzen in Gebärmutter, Brüsten oder Eierstöcken.
> Kopfschmerzen und Migräne, als flöge die Schädeldecke weg, oder neuralgische Schmerzen in Augen und Nacken.
> Der Nacken ist schmerzhaft, steif und verspannt, die ganze Wirbelsäule sehr druckempfindlich.
> Rheumatische Schmerzen im Rücken oder in den Gliedern; Sie sind steif und verkrampft wie bei einem Muskelkater.

ÄHNLICH LACHESIS
Cimicifuga-Frauen reden gerne. Typisch ist ein hektisches Redebedürfnis, wobei sie von einem Thema zum nächsten springen.

Die wichtigsten drei Mittel in den Wechseljahren:

Pulsatilla (Seite 58 ff.)*:* Verträgt keine Wärme und schwitzt nachts.
Lachesis (Seite 62)*:* Schwitzen, Hitzewallungen und Frösteln im Wechsel
Sepia (Seite 61)*:* Schwitzt bei der geringsten Anstrengung und die Gebärmutter drängt nach unten.

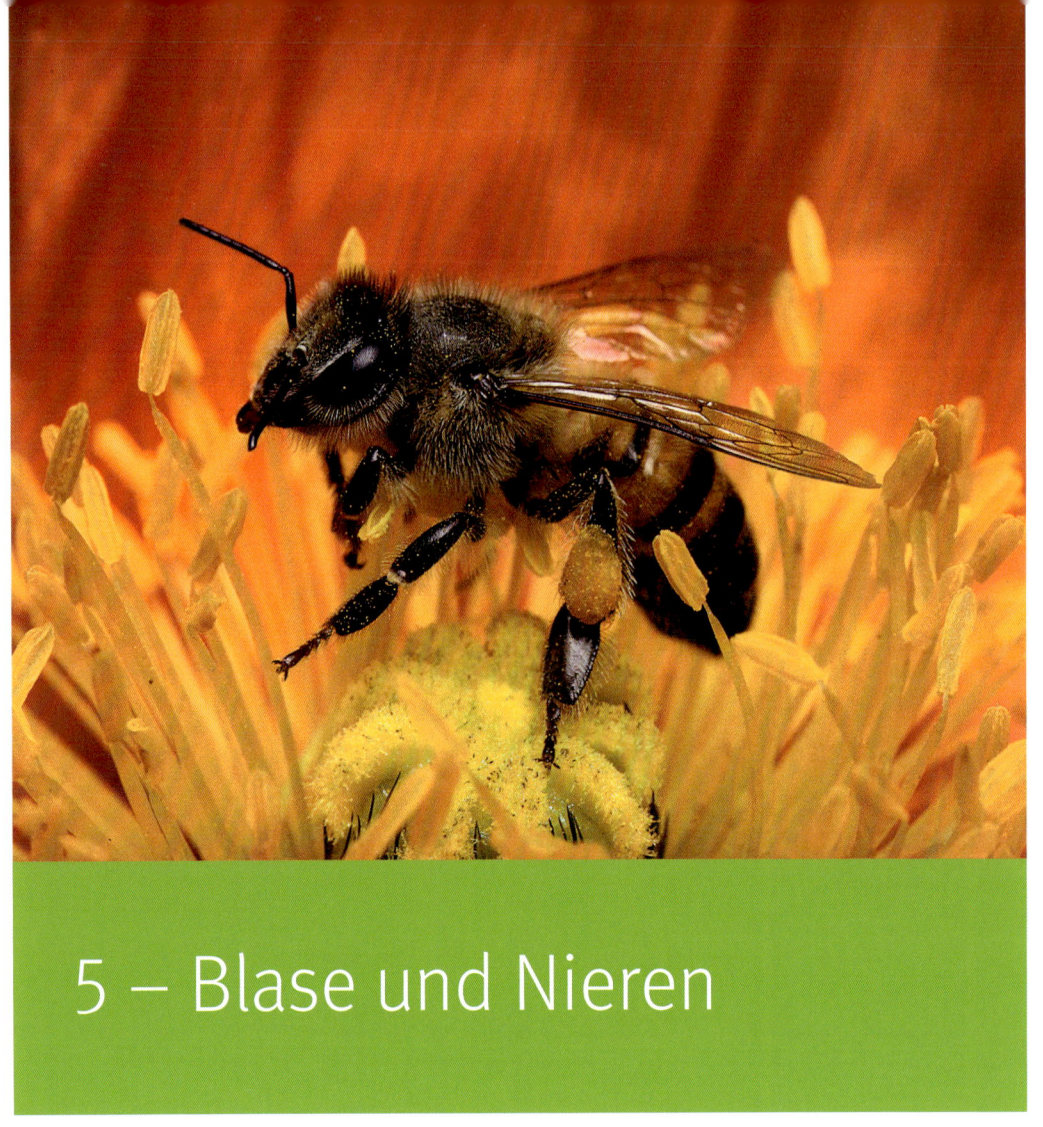

5 – Blase und Nieren

Blasen- und Harnwegsbeschwerden gehören zu den häufigsten Gesundheitsproblemen, vor allem bei Frauen und Kindern, da deren Harnröhre relativ kurz ist und die Erreger leicht aufsteigen können. Wichtig ist deshalb, dass Sie bei allen Harnwegsinfekten viel trinken. Andernfalls besteht die Gefahr, dass die Erreger sich bis zu den Nieren ausbreiten. Erkrankungen der Nieren sind sehr ernst zu nehmen. Hier brauchen Sie professionellen Rat. Die Homöopathie beugt jedoch Komplikationen vor.

APIS – bei Entzündungen und Allergien

Apis – die Honigbiene – hat sich in der Homöopathie bei entzündlichen und allergisch-entzündlichen Beschwerden sehr bewährt. Die Beschwerden ähneln den Symptomen eines Bienenstichs: blassrote Schwellung mit brennenden, stechenden, später auch juckenden Schmerzen, die durch Kälte besser werden. Wenn Sie – egal wo und warum – einen solchen Beschwerdekomplex vorfinden, müssen Sie immer zuerst an dieses Mittel denken.

Brennend rot: Wenn die Krankheit eines Menschen, dem *Apis* helfen könnte, eine Farbe hätte, dann wäre es diese. Eben so, als hätte dort eine Biene gestochen! Gerade wegen seiner Wirkung bei Insektenstichen ist *Apis* bekannt geworden. Hitze, Stechen, durchdringende Schmerzen – das sind typische Beschwerden, die immer von Schwellung und Ödemen begleitet sind – egal, ob im Bereich der Blase, der Nieren, der Augen oder der Mandeln. Mund und Rachen fühlen sich wie verbrannt an. Dabei besteht kein Durst – selbst bei Fieber. Gelenke oder Schleimhäute können rosigfarben glänzen und empfindlich sein. Auch in der Frauenheilkunde spielt *Apis* eine wichtige Rolle, z. B. bei einer Eileiterentzündung mit stechenden Schmerzen im rechten Eierstock. Der Seelenzustand ist für den Homöopathen leicht zu erkennen: Die Patientin ist linkisch, lässt häufig Dinge fallen, ist weinerlich und sehr empfindlich. Es fällt ihr schwer, sich zu konzentrieren, wenn sie lesen oder studieren will. Das Gefühl, als sei das Gehirn einfach zu müde, ist dominierend.

APIS – DAS HOMÖOPATHISCHE ANTIHISTAMINIKUM

In Tierversuchen konnte gezeigt werden, dass die Wirkung von *Apis* bei den Mastzellen ansetzt, die Histamin ausschütten, was zu allergischen und entzündlichen Reaktionen führt.

Wenn jemand kein chemisches Antihistaminikum nehmen möchte oder dieses nicht verträgt, so kann er zu *Apis D12* greifen. Dosierung wie auf Seite 115 f. beschrieben.

Apis hat sich bewährt bei: Blasen- und Nierenbeschwerden, Insektenstichen (vor allem bei Bienenstichen), allergischen Reaktionen, Hautausschlägen, Gelenkbeschwerden sowie bei Hals-, Rachen- und Mandelentzündungen.

Charakteristisches Verhalten: Die Beschwerden, die gut auf *Apis* reagieren, machen Sie sehr ruhelos, Sie können sich nicht konzentrieren. Kinder schreien schrill auf (z. B. nach dem Stich, beim Wasserlassen oder im Schlaf). Sie sind leicht eifersüchtig, ärgerlich, nervös unruhig, jammernd, nicht zufriedenzustellen und durstlos! Auffallend ist auch eine gewisse Ungeschicklichkeit: Sie lassen Dinge fallen und lachen darüber.

SO WIRKT DIE HOMÖOPATHIE
Der Stich einer Biene ruft die oben beschriebenen Schmerzen und Symptome hervor. Nach dem Umkehrprinzip wirkt die homöopathische Zubereitung *Apis* somit genau bei solchen Beschwerden.

Wichtigste Symptome und Anwendungsgebiete:

> Die Haut oder Schleimhaut ist ödematös geschwollen, blassrot und heiß (z. B. das Rachenzäpfchen ist geschwollen wie ein Sack).
> Die Schmerzen sind stechend, brennend, später auch juckend.
> Es besteht ein Gefühl, als ob der Hals oder die Blase zugeschnürt seien.
> Beim Wasserlassen brennen besonders die letzten Tropfen; es besteht das Gefühl, nicht fertig zu sein. Aus Angst, den Urin nicht halten zu können, gehen Sie häufig zur Toilette.
> Spärlicher, stark gefärbter Urin, der evtl. schmerzlos abgeht.
> Die Symptome entwickeln sich schnell.
> Sie sind extrem berührungsempfindlich.

Modalitäten: Beschwerden, die auf *Apis* ansprechen, verschlechtern sich durch Wärme, heiße Getränke, Druck, Berührung und nach dem Schlaf, sie bessern sich durch kalte Bäder und Umschläge sowie an der frischen Luft und durch Entblößen. Die rechte Seite ist oft stärker betroffen oder die Beschwerden wandern von rechts nach links.

Die wichtigsten Mittel bei Blasenentzündung:
Apis: Häufiger Harndrang mit dem Gefühl, nicht fertig zu sein; Brennen und Stechen in der Harnröhre

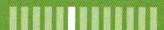

Cantharis (Seite 68): Andauernder Harndrang, wobei nur wenige Tropfen unter heftig brennenden Schmerzen gelassen werden

Aconitum (Seite 86 ff.): Plötzliche heftige Entzündung (gleich im Anfangsstadium geben!) mit Fieber, brennenden, schneidenden Schmerzen, heißem Urin; durch Kälte, Wind, Schreck und Schock

Belladonna (Seite 51 ff.): Plötzliche heftige Entzündung (nach Aconitum) mit Fieber, Unterleibskrämpfen, brennenden oder pochenden Schmerzen; durch feuchte Kälte

Colocynthis (Seite 49): Sie müssen sich vor Schmerzen krümmen.

Dulcamara (Seite 82): Große Anfälligkeit durch nass-kaltes Wetter, Durchnässung, Verkühlung und Jahreszeitenwechsel

Die wichtigsten Mittel bei Blasenschwäche, Inkontinenz:

Causticum (Seite 69): Blasenschwäche oder Schließmuskellähmung nach Operation, Entbindung und im Alter; Urinabgang durch Erschütterung (z. B. Husten, Niesen); Sie fühlen sich gelähmt und niedergeschlagen.

Equisetum (Seite 70): Unwillkürlicher Abgang von Harn und Stuhl im Alter; Gefühl, die Blase sei voll, schlechter im Sitzen

Pulsatilla (Seite 58 ff.): Nach Infekt oder Verkühlung; unwillkürlicher Urinabgang beim Husten oder Niesen; launisches Wesen

Sepia (Seite 61): Stressinkontinenz oder Senkungsbeschwerden; Sie müssen die Beine übereinanderschlagen.

GU-ERFOLGSTIPP   PHYTOTHERAPIE

Bei allen entzündlichen Erkrankungen der Blase und der Harnwege sollten Sie viel trinken. Ein Aufsteigen der Entzündung in Richtung Nieren kann damit vermieden werden. Trinken Sie heißen Nieren-Blasentee mit *Orthosiphon-* und *Bärentraubenblättern* (nicht in der Schwangerschaft!). Fügen Sie dem Tee eine Mischung aus jeweils 5 bis 10 Tropfen *Berberis D3* und *Solidago D1* in homöopathischer Lösung bei. Dieses Vorgehen bewährt sich auch bei Nierengrieß und kleineren Nierensteinen.

CANTHARIS – der Helfer, wann immer es brennt

Die spanische Fliege *(Cantharis)* ist das wahrscheinlich wichtigste Mittel bei Entzündungen der Blase und der Harnwege. Die Reizung der Blase ist bei diesem Mittel übrigens auch eines der wichtigsten Symptome im Zuge anderer Erkrankungen wie z. B. der Nieren, des Darms, der Eierstöcke usw.

Bewährt bei: akuten, heftigen Entzündungen, z. B. Blasen- und Harnwegsentzündung, Nierenbeckenentzündung, sowie bei schmerzhaft brennender Erregung der Geschlechtsorgane, brennenden Schmerzen in den Eierstöcken, brennenden Hals-, Magen- und Darmreizungen sowie bei Verbrennungen und Verbrühungen und bei Sonnenbrand.

Wichtigste Symptome und Anwendungsgebiete:
> Unerträglicher, andauernder und sehr schmerzhafter Drang zu urinieren
> Schneidende Schmerzen vor, während und nach dem Wasserlassen
> Stark brennende Schmerzen, egal wo, wobei Getränke (besonders Kaffee) die Beschwerden verschlimmern
> Der Urin geht häufig tröpfchenweise ab, brennt wie Feuer, hat evtl. Blutbeimengungen und ist rotbraun.
> Brennende Schmerzen der Haut oder Schleimhaut mit Blasenbildung (z. B. bei Verbrennungen)
> Ekel vor dem Essen, Trinken und Rauchen
> Heftiges Brennen in Mund und Rachen mit Bläßchen. Flüssigkeiten können nur unter starken Schmerzen geschluckt werden.
> Körperlich wie mental besteht eine große Unruhe.

Modalitäten: Die Beschwerden verschlimmern sich durch Trinken (besonders von Kaffee und von kalten Getränken), Berührung (bereits bei Annäherung), im Stehen oder Gehen und durch das Geräusch von Wasser. Ruhe und Wärme bessern.

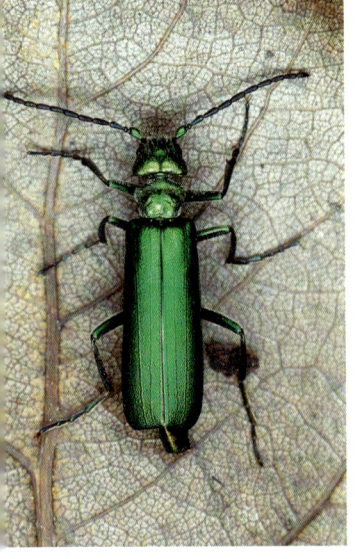

Trotz heftiger Schmerzen beim Wasserlassen sind die Genitalien stark erregt und übersensibel. Typisch ist die Besserung der Beschwerden durch Reiben der Genitalien.

CAUSTICUM – bei Blasenschwäche

Der Ätzstoff *(Causticum)* ist eines der wichtigsten Homöopathika, wenn Sie Probleme haben, den Urin zu halten. Generell sollte man auch bei Lähmungen der Augenlider, der Stimmbänder oder der Zunge sowie des Schluckapparats etc. an *Causticum* denken. Diese lähmungsartige Schwäche kann langsam, aber auch plötzlich auftreten. Bitte lassen Sie Lähmungserscheinungen aller Art ärztlich abklären, um neurologische Erkrankungen auszuschließen.

Bewährt bei: lähmungsartiger Schwäche verschiedener Muskeln oder Organe (z. B. Blasenschwäche und Lähmung älterer Menschen oder Harnverhaltung nach einer Operation oder Geburt), aber auch bei ätzenden Schmerzen, Verbrennungen, Heiserkeit und Warzen.

Wichtigste Symptome und Anwendungsgebiete:
> Blasenschwäche mit unfreiwilligem Harnabgang, besonders beim Lachen, Niesen oder Husten (siehe auch *Pulsatilla*, Seite 58 ff.), Aufregung oder im ersten Schlaf; der Harn geht unbemerkt ab.
> Brennende Schmerzen und chronische Blasenentzündung
> Warzen, ätzende Wunden und schlecht heilende Verbrennungen
> Heiserkeit mit Stimmverlust besonders morgens
> Rheumatische Beschwerden, wie verrenkt und steif; Sie müssen sich dehnen und strecken (siehe auch *Rhus toxicodendron*, Seite 72 ff.)
> Sie fühlen sich zunehmend lahm, zittrig und schwach; dabei sind Sie unruhig und möchten sich ständig bewegen.
> Warzen befinden sich häufig im Gesicht und an den Händen; die Haut ist trocken und faltig.

Modalitäten: Die Beschwerden werden besser durch Feuchtigkeit, Wärme und Getränke und schlimmer nachts, nach dem Aufstehen, durch trockene Kälte, Kummer und Aufregung.

EQUISETUM – bei Blasenreizung

Der Ackerschachtelhalm (*Equisetum*), eine uralte Pflanze, die viel Silicea für das Stützgewebe enthält, ist eines der wichtigsten Homöopathika bei anhaltenden oder wiederkehrenden Blasenproblemen, und bei nächtlichem Einnässen von Kindern.

Bewährt bei: Blasenreizung, Blasen- und Nierenbeckenentzündung, Inkontinenz und Bettnässen.

MODALITÄTEN
Die Beschwerden von *Equisetum* verschlimmern sich durch Bewegung und im Sitzen. Sie bessern sich im Liegen.

Wichtigste Symptome und Anwendungsgebiete:

> Gefühl, die Blase sei zu voll, wobei Wasserlassen keine Erleichterung bringt.
> Harndrang unmittelbar nach dem Urinieren
> Scharfer, brennender Schmerz in der Harnröhre während und besonders am Ende des Urinierens
> Harn und Stuhl gehen auch ungewollt ab (besonders bei älteren Frauen).
> Bettnässen der Kinder; besonders während eines schlechten Traums

Die wichtigsten drei Mittel bei Blasenreizung:
Equisetum: Gefühl, die Base sei zu voll; stechende, brennende, schneidende Schmerzen beim Wasserlassen
Argentum nitricum (Seite 104): Nervöse Reizblase aufgrund von bevorstehenden Ereignissen (z. B. Prüfungen)
Pulsatilla (Seite 58 ff.): Durch nasse, kalte Füße und Po (Verkühlung) mit unfreiwilligem Wasserlassen, vor allem durch Lachen, Niesen und Husten

Die wichtigsten Mittel beim Bettnässen:
Equisetum: Gewohnheitsmäßiges Bettnässen ohne Grund
Causticum (Seite 69): Bettnässen im ersten Schlaf
Pulsatilla (Seite 58 ff.): Schüchterne, sanfte, weinerliche Menschen mit großem Verlangen nach Halt und Geborgenheit
Belladonna (Seite 51 ff.): Wacht dabei nicht auf

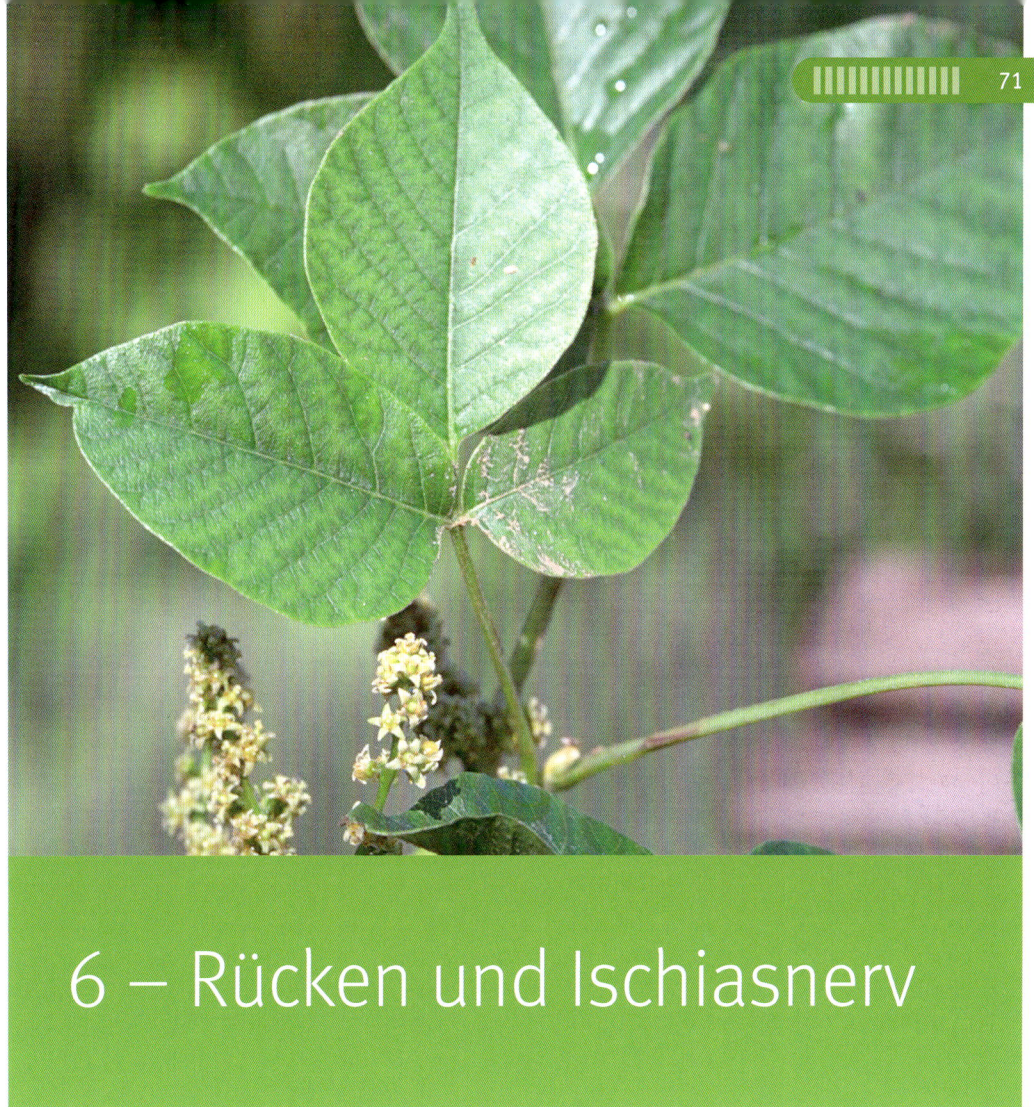

6 – Rücken und Ischiasnerv

Rückenschmerzen und Probleme mit dem Ischiasnerv – wer kennt sie nicht? Manuelle Therapien wie Massagen, Osteopathie, Chiropraktik oder die Dorn-Methode stehen dabei oftmals im Vordergrund, doch auch homöopathische Mittel haben hier einen hohen Stellenwert. Sie helfen bei Beschwerden, die durch Verrenkungen ausgelöst wurden, lindern Entzündungen und Reizungen, verzögern den Abbau von Knochenmasse, wirken Deformationen entgegen und dämmen Bandscheibenprobleme ein.

UNVERZICHTBAR

Das bekannteste Homöopathikum bei Rückenschmerzen ist *Rhus toxicodendron* – der Giftsumach.

RHUS TOXICODENDRON – für das steife Kreuz

Rhus toxicodendron – der Giftsumach – hat sich als ein erstklassiges Homöopathikum bei Rücken- und Gelenkschmerzen hervorgetan. Beim Berühren der Pflanze kommt es zu entzündlichen Reaktionen und Hautausschlägen, gegen die das Mittel übrigens auch ausgezeichnet hilft.

Steif und lahm fühlt sich der Mensch, der *Rhus toxicodendron* braucht, besonders am Morgen und nach längeren Ruhephasen. Dann schmerzen die anfänglich ungelenken Bewegungen. Gleich nach dem Aufstehen ist es unerträglich: Die ersten Minuten sind die schlimmsten. Ab dann – sobald man warm geworden ist – geht es sprichwörtlich bergauf: Die Haltung ist weniger gebückt, das Allgemeinbefinden besser. Ruhe tut Ihnen nicht gut. Und in der Tat fühlen Sie sich ständig gezwungen, Ihre Lage zu verändern, sich ein wenig zu bewegen. Ganz still zu sitzen oder zu liegen behagt Ihnen überhaupt nicht. Immer in leichter Bewegung zu sein, das ist am besten. Nicht nur Muskeln und Sehnen, sondern der ganze Körper reagiert dankbar auf Wärme und Massagen. So können sich verspannte Muskelpartien entkrampfen, verrenkte Wirbel und Gelenke renken sich wieder ein und rheumatische Beschwerden bessern sich. Schmerzen mit Steifheit im Kreuz oder im Nacken sind ein typischer Hinweis für diese Arznei. Ihr Körper oder die schmerzhaften Partien fühlen sich mitunter an wie verrenkt, gezerrt und auseinandergerissen.

Hinweis: Diese Unruhe und das Bedürfnis, sich bewegen zu müssen, sind – zusammen mit der Besserung nach Wärme – höchst typisch für *Rhus toxicodendron*, und zwar ganz egal, ob Sie nun unter Rücken- und Gelenkschmerzen, Rheumatismus, entzündlichen Hautkrankheiten, Grippe mit Gliederschmerzen, Durchfall oder gar unter Typhus leiden. Die Beschwerden entstehen oft entweder durch mechanische Einwirkung (z. B. Verrenkung) oder durch Nässe und Unterkühlung.

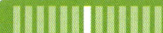

Rhus toxicodendron hat sich bewährt bei: Verrenkungen, Zerrungen, Rücken- und Gelenkbeschwerden, Rheuma, Haut- und Blasenleiden, Erkältung, Herpes (zoster) und Windpocken.

Typische Auslöser der Beschwerden sind Nässe, Kälte, Verlegen oder -heben, Überanstrengung, Erkältung (v. a. nach Erhitzen oder Schwitzen)

Wichtigste Symptome und Anwendungsgebiete:
> Große Unruhe und Rastlosigkeit; Sie müssen sich ständig ein wenig bewegen, weil dies die Beschwerden erleichtert.
> Sie fühlen sich bedroht, ohne zu wissen, warum.
> Hilflosigkeit und tiefe Verzagtheit
> Obwohl anfangs steif und schmerzhaft, bessert fortlaufende Bewegung.
> Rücken- und Gelenkschmerzen mit Steifheit, aber auch mit Kribbeln und Taubheitsgefühl
> Gefühl wie zerschlagen und verrenkt
> Grippe mit den typischen Gliederschmerzen
> Fieber mit Benommenheit und Verwirrung
> Häufig besteht großer Durst auf (kalte) Milch.
> Dunkelbraun belegte Zunge mit feuerroter Zungenspitze
> Die Hautausschläge sind rot, brennend bis juckend, vorwiegend (aber nicht nur) mit Bläschen wie Windpocken, Herpes oder Nesselsucht mit rotem Hof, Brennen und im fortgesetzten Stadium mit heftigem Juckreiz.

Modalitäten: Beschwerden, die auf *Rhus toxicodendron* ansprechen, werden schlechter durch kaltes Wetter, Durchnässung, Luftzug, nachts (besonders nach Mitternacht), im Bett und in der Ruhe, aber auch im Sitzen und beim Liegen auf der schmerzhaften Seite sowie durch Überanstrengung. Typisch ist die Besserung bei fortgesetzter leichter Bewegung, während anfängliche und sehr anstrengende Bewegungen verschlechtern. Wärme, heiße Auflagen oder ein heißes Bad, Kneten und Massieren bessern den Zustand ebenfalls.

TIPP
Rhus toxicodendron und *Bryonia* (Seite 79 ff.) gehören zu den Hauptmitteln bei Rücken- und Gelenkbeschwerden. Sie lassen sich gut auseinander halten, da Sie bei *Bryonia* absolute Ruhe brauchen – die geringste Bewegung verschlechtert.

Die wichtigsten Mittel bei Rückenbeschwerden:

Arnica (Seite 37 ff.): Zerschlagenheitsgefühl nach Verletzung, Prellung, Sturz oder Überanstrengung; Sie fühlen sich wund und lahm; selbst das Bett erscheint zu hart; Wärme und Ruhe bessern.

Rhus toxicodendron: Steif- und Lahmheit nach Verrenkung, Überanstrengung oder Verkühlung; die Beschwerden sind bei den ersten Bewegungen am stärksten und werden dann fortlaufend besser; auch Wärme und Massagen tun gut.

Bryonia (Seite 79 ff.): Die Schmerzen sind stechend und werden durch die geringste Bewegung schlimmer; der Rücken ist steif und verkrampft, was Sie gereizt macht; nur absolute Ruhe bessert.

Nux vomica (Seite 44 ff.): Folgen von Stress und Schreibtischarbeit mit verspannten Muskeln v.a. im Nacken-, Schulter- und Lendenbereich; zum Umdrehen im Bett müssen Sie sich aufsetzen; Sie sind zugempfindlich, Ruhe und Wärme bessern.

Hypericum (Seite 75): Ziehende Schmerzen mit Taubheitsgefühl durch Stauchung oder Prellung der Wirbelsäule bzw. durch eingeklemmte Nerven (auch bei Bandscheibenleiden).

Magnesium phosphoricum (Seite 76): Anfallsweise auftretende schmerzhafte Muskelkrämpfe (auch in den Waden), besser durch Wärme und Massagen.

Die wichtigsten Mittel beim Hexenschuss:

Rhus toxicodendron: Ziehende Schmerzen wie verrenkt, sehr steif; leichte fortlaufende Bewegung und Wärme bessern.

Arnica (Seite 37 ff.): Sie fühlen sich wund und lahm, wie geprügelt, nach Überanstrengung.

Nux vomica (Seite 44 ff.): Schmerzen werden von Taubheitsgefühlen begleitet; zum Umdrehen im Bett müssen Sie sich aufsetzen; der Rücken ist steif, wie gebrochen; besser durch Wärme und Ruhe.

Bryonia (Seite 79 ff.): Ärger oder eine falsche Bewegung fahren Ihnen ins Kreuz. Sie gehen gebückt und vermeiden jede Bewegung; besser durch absolute Ruhe und festen Druck.

Dulcamara (Seite 82): Nach Kälte und Durchnässung fühlt sich das Kreuz steif und zerschlagen an.

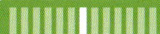

HYPERICUM – wenn es den Nerv erwischt

Es gibt kaum ein homöopathisches Mittel, das so beruhigend auf die Nerven wirkt wie das Johanniskraut *(Hypericum)*. In der modernen Pflanzenheilkunde hat man dies auch erkannt und setzt Johanniskraut unter anderem als mildes Antidepressivum ein. *Hypericum* ist ein herausragendes Heilmittel bei Verletzungen von Körperteilen, die reich an sensiblen Nerven sind.

Bewährt bei: Verletzungen und Quetschungen von Nerven (vor allem bei Prellungen, z. B. der Wirbelsäule und hier besonders des Steißbeins!) sowie des Kopfes. Auch bei Schürfwunden hat sich *Hypericum* bewährt sowie zur Wundheilung (zusammen mit *Hypericum-Tinktur* äußerlich).

Wichtigste Symptome und Anwendungsgebiete:
> Prellungen von Rücken oder Steißbein; die Wirbelsäule ist extrem druckempfindlich.
> Schießende oder ziehende Nervenschmerzen auch mit Taubheit, Kribbeln und Ameisenlaufen in den Nerven (von Armen oder Beinen) oder dem verletzten Gebiet.
> Nervenschmerzen, die die Wirbelsäule hinauf- oder hinunterwandern
> Schleudertrauma, Gehirnerschütterung oder Schädelprellung
> Depressive Verstimmungen und Konzentrationsstörungen, z. B. nach Kopfverletzung oder Gehirnerschütterung
> Gequetschte Finger oder Zehen mit drückenden, hämmernden Schmerzen
> Phantomschmerzen nach Amputation
> Operations-, Stich-, Biss- und Schürfwunden
> Nach Zahnextraktion (im Wechsel mit *Arnica*, Seite 37 ff.)

Modalitäten: Die Beschwerden werden schlimmer durch Berührung und Erschütterung, Kälte und Feuchtigkeit sowie bei feuchtkaltem, nebeligem Wetter. Liegen auf dem Gesicht, Rückwärtsbeugen und Reiben tun dagegen gut.

SCHON GEWUSST?
Im Mittelalter galt *Hypericum* als magische Pflanze, die gegen Wahnsinn helfen und Unheil abwenden sollte. Im 19. Jahrhundert geriet die wertvolle Heilpflanze in Vergessenheit. Heute zählt sie zu den beliebtesten Phytotherapeutika.

MAGNESIUM PHOSPHORICUM –
Kampf dem Krampf

Das Magnesiumphosphat wurde potenziert zuerst in der Biochemie nach Schüßler eingeführt, in Folge dann aber homöopathisch geprüft. Es hat sich bei verschiedenen krampfartigen Schmerzen als außerordentlich hilfreich erwiesen.

Bewährt bei: Ischialgie, Muskel-, Rücken- und Bauchkrämpfen, Koliken, Menstruations- und Zahnungsbeschwerden.

Wichtigste Symptome und Anwendungsgebiete:
> Krämpfe, Koliken und Nervenschmerzen (z. B. Ischialgie)
> Die Schmerzen sind scharf, stechend (wie durch ein Messer), bohrend oder schießend und werden durch Wärme (Wärmflasche), leichten Druck, Reiben, Massagen und Zusammenkrümmen besser.
> Die Beschwerden kommen und gehen anfalls- oder blitzartig bzw. wechseln den Ort.
> Wichtiges Mittel bei Bauchkrämpfen und Blähungskoliken, wobei Windabgang nicht bessert.
> Krampfartige Menstruationsschmerzen vor Einsetzen der Blutung (siehe Seite 60)
> Schreib- und Wadenkrämpfe etc.

TIPP

Magnesium phosphoricum und *Colocynthis* (Seite 49) sind sich sehr ähnlich. Bei *Colocynthis* bessern sich zwar auch die Beschwerden durch Zusammenkrümmen und Wärme, doch anders als bei dem Magnesiumsalz lindert zudem fester Druck. Wenn also Ihr Baby bei Koliken lieber auf dem Bauch liegt, dann ist *Colocynthis* das passendere Mittel.

Modalitäten: Die Beschwerden von Magnesium phosphoricum werden besser durch Feuchtigkeit, Wärme (auch Getränke), heißes Bad, Druck, Zusammenkrümmen und Reiben. Eine Verschlimmerung tritt ein nachts, nach dem Aufstehen, durch trockene Kälte, Entblößen, Zugluft, Liegen auf der rechten Seite, Berührung sowie durch Kummer und Aufregung. Die Menschen, denen Magnesium phosphoricum guttut, klagen fortwährend über ihre Schmerzen, geistige Arbeit fällt schwer.

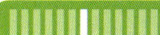
GNAPHALIUM – bei Ischias mit Taubheitsgefühl

Das Ruhrkraut *(Gnaphalium)* ist ein sehr wichtiges Mittel bei Ischiasbeschwerden, die von Taubheitsgefühlen begleitet werden. Auch Fuß- und Wadenkrämpfe treten häufig auf.

Bewährt bei: Schmerzen in der Lendenwirbelsäule und im Verlauf des Ischiasnervs.

Wichtigste Symptome und Anwendungsgebiete:

> Starker Ischiasschmerz, abwechselnd mit oder gefolgt von Gefühllosigkeit
> Ameisenlaufen auf der Haut
> Wadenkrämpfe (auch *Magnesium phosphoricum*, links)
> Chronisch-rheumatische Beschwerden im gesamten Rücken, besonders aber im Kreuz
> Durchfälle und Blähungen
> Erhöhte Harnsäurewerte im Blut und Schmerzen in den Zehen (Gicht)
> Beschwerden nach Verkühlung
> Schweregefühl wie von einer Last im Beckenraum

Modalitäten: die Beschwerden werden schlimmer durch feuchte Kälte und Bewegung, besser durch Wärme sowie im Sitzen und durch Anziehen der Beine.

Die wichtigsten vier Mittel bei Ischialgie:

Aconitum (Seite 86 ff.): Hochakute unerträglichen Schmerzen
Gnaphalium: Schmerzen, die mit Wadenkrämpfen und Taubheitsgefühl einhergehen
Colocynthis (Seite 49): Einschießende Schmerzen, bei denen Sie das Bein anziehen müssen und die Sie ungehalten und ärgerlich machen
Magnesium phosphoricum (Seite 76): Blitzartig einschießende Schmerzen, wobei Wärme und Massagen helfen

WICHTIG
Starke Schmerzen mit Taubheitsgefühl, Sensibilitätsstörungen und besonders mit Stuhl- oder Harninkontinenz können auf einen Bandscheibenvorfall hinweisen. In solchen Fällen umgehend zum Arzt!

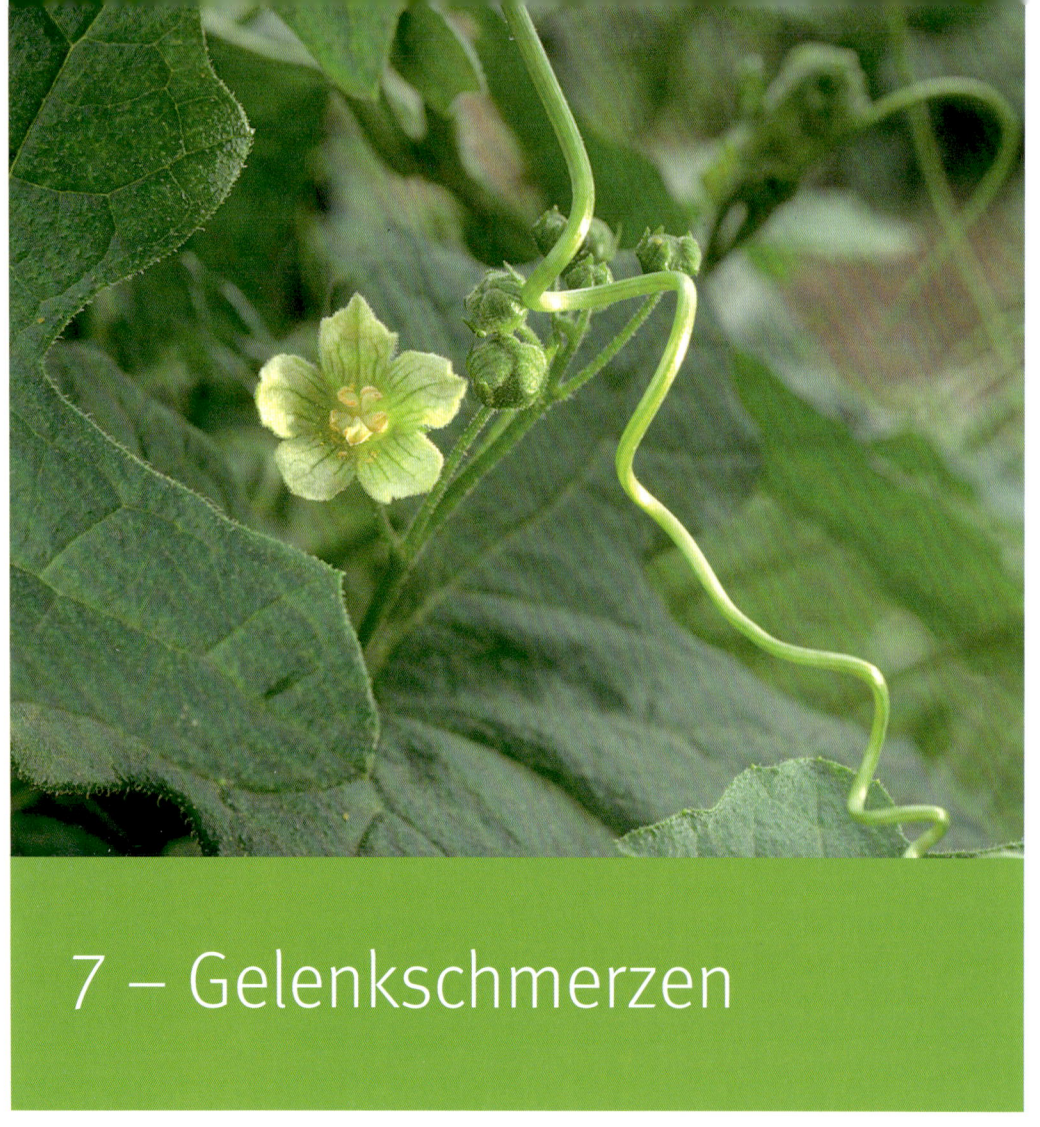

7 – Gelenkschmerzen

Gelenke verbinden Knochen miteinander. Knorpel, Gelenkkapsel, Muskeln, Sehnen und Bänder sind an dieser Verbindung beteiligt und spielen eine wesentliche Rolle für einen reibungslosen Bewegungsablauf. Alter, Osteoporose, Entzündungen, Überbelastungen, Traumata etc. können für Gelenkbeschwerden verantwortlich sein, die homöopatisch wirksam behandelt werden können. Auf den folgenden Seiten finden Sie mehr Informationen über die wichtigsten Mittel und ihre Helfer.

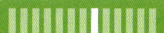
BRYONIA – wenn jede Bewegung wehtut

Bryonia – die rotbeerige Zaunrübe – hat sich bei »trockenen« Entzündungen bewährt, bei denen jede Bewegung reibt und schmerzt. Menschen, die *Bryonia* brauchen, wollen am liebsten ihre Ruhe – Ärger löst die Beschwerden oft aus oder begleitet sie.

Sie fühlen Schmerzen in jedem Muskel? Es sticht und reißt, und sobald Sie sich bewegen, wird alles nur noch schlimmer? Dann könnte *Bryonia* das Mittel sein, das Ihnen Genesung, neue Beweglichkeit und Abenteuerlust beschert. Der typische Charakter der Symptome findet sich überall – in den Atemwegen, im Rücken, in den Gelenken –, aber vor allem in der Brust. Alle Schleimhäute sind trocken, so als hätte sich der ganze Lebensfluss kristallisiert. Der *Bryonia*-Patient ist extrem reizbar, möchte nicht angesprochen werden und denkt pausenlos über sein Geschäft nach. Das Mittel passt also zu Menschen, die sich um ihre Existenz sorgen. Sie fühlen sich sprichwörtlich lahmgelegt, können sich nicht aufrichten, sind schwach und ihnen ist übel. Jede Einmischung anderer erscheint ihnen als unzulässige Belästigung und entsprechend geht es ihnen dadurch schlechter. Am liebsten möchten sie zu Hause sein, sich nicht bewegen müssen und ihre Ruhe haben. Rücken und Extremitäten sind steif und hochsensibel, doch paradoxerweise mögen sie Druck und das Liegen auf der schmerzhaften Seite.

Bryonia hat sich bewährt bei: Gelenkleiden, Rheuma, Hexenschuss, Rücken- und Kopfschmerzen, Bronchitis, trockenem Husten und stechenden Schmerzen im Brust- oder Bauchraum, beim grippalen Infekt sowie bei Magenschmerzen, Leber-Galle-Leiden und bei Verstopfung.

Charakteristisches Verhalten: Der Menschentyp, dem *Bryonia* hilft, ist sehr gereizt, jähzornig und möchte nicht gestört werden. Alles verdirbt ihm die Laune und dauernd redet er über Geschäftliches, da er Angst um die Zukunft hat.

TYPISCH FÜR BRYONIA

Ihr Mund ist trocken und Sie verspüren großen Durst auf Unmengen kaltes Wasser. Sie haben das Bedürfnis, Ihre Lippen zu befeuchten, denn Sie fühlen sich wie ausgedörrt.

Typische Auslöser der Beschwerden sind Sorgen aufgrund geschäftlicher oder finanzieller Probleme, aber auch Ärger, Zerrung, Verstauchung oder Beschwerden, die an heißen Tagen auftreten, nachdem es zuvor kalt war.

Wichtigste Symptome und Anwendungsgebiete:
> Geringste Bewegung schmerzt, nur absolute Ruhe bessert.
> Die Schmerzen sind stechend, reibend, reißend, ziehend, die Kopfschmerzen berstend; sie setzen sich oft am Hinterkopf fest, aber auch die Bewegung des Augapfels ist unerträglich.
> Die Gelenke sind rot, heiß, geschwollen, das Knie steif.
> Die Schleimhäute sind trocken, oft mit rissigen Lippen, bitterem Mundgeschmack und gelb belegter Zunge.
> Durst auf große Mengen kalter Getränke, die gierig getrunken werden
> Der Husten (vor allem beim Betreten eines warmen Zimmers) ist hart, trocken, hackend und sticht in der Brust; evtl. müssen Sie sich dabei die Brust halten, weil dies den Schmerz lindert; der Schleim ist zäh, klumpig und kommt nur mit viel Räuspern hoch; die Stimme ist rau, der Hals wund.
> Grippale Infekte entwickeln sich meist langsam, das Fieber ist anfangs trocken, gefolgt von säuerlichen, klebrigen Schweißausbrüchen.
> Die Magengegend ist sehr berührungsempfindlich, Essen liegt wie ein Stein im Magen; es kommt zu Übelkeit und Galleerbrechen nach dem Essen oder zu Durchfall in der Sommerhitze nach kalten Getränken.
> Verstopfung mit großen, harten, dunklen Stühlen
> Schmerzhafte Steifigkeit des Halses und Kreuzschmerzen, schlimmer durch Gehen und beim Umdrehen

Modalitäten: Beschwerden, die auf *Bryonia* ansprechen, werden durch Ruhe, festen Druck bzw. Liegen auf der schmerzhaften Seite, Bandagieren, Kälte, kalte Getränke und frische Luft besser. Sie verschlechtern sich durch die geringste Bewegung, Hitze, warme Räume, Essen, Berührung, Ärger und finanzielle Sorgen.

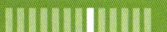

Die wichtigsten Mittel bei entzündlichen Gelenkschmerzen:

Bryonia: Das Gelenk ist rot, heiß und geschwollen. Die stechenden Schmerzen werden bei der geringsten Bewegung unerträglich. Sie sind äußerst reizbar und wollen Ihre Ruhe haben. Druck und Liegen auf der schmerzhaften Seite tun gut.

Belladonna (Seite 51 ff.): Akute Entzündung mit pochenden Schmerzen; das Gelenk ist knallrot, heiß und geschwollen; dabei besteht starke Berührungs- und Erschütterungsempfindlichkeit.

Apis (Seite 65 ff.): Das Gelenk ist heiß, teigig geschwollen und blassrot (wie nach einem Bienenstich); die stechenden Schmerzen werden besser durch kühle Anwendungen, schlechter durch Wärme und Berührung.

Ledum (Seite 83): Hilfreich v. a. bei kleinen Gelenken und beim Sprunggelenk. Das Gelenk ist heiß, geschwollen aber blass. Die brennenden Schmerzen werden im Bett schlimmer und durch Kälte besser. Sie meiden die menschliche Gesellschaft.

Mittel bei Schmerzen im Gelenk oder in Gelenknähe wie Tennis- oder Golfer-Elle, Schulter-Arm-Syndrom, Karpaltunnel-Syndrom, Dupuytren-Kontraktur:

Arnica (Seite 37 ff.): Das Gelenk ist überempfindlich nach Verletzung, Prellung, Sturz, Umknicken oder Überanstrengung; es besteht ein Gefühl wie verrenkt und die Schmerzen sind besser in Ruhe; bewährt auch bei Muskelkater und Muskelfaserriss.

Rhus toxicodendron (Seite 72 ff.): Ziehende Schmerzen wie verrenkt; Sie sind sehr steif, leicht fortlaufende Bewegung und Wärme bessern; das Gelenk kracht; bewährt bei Schulterschmerzen aufgrund von Kalkablagerungen und Beschwerden durch Nässe oder Überanstrengung.

Ruta (Seite 40): Schmerzen und Entzündung in Sehnen, Bändern und Knochenhaut; das Gelenk gibt plötzlich nach; Folge von Überanstrengung; Gefühl, die Sehne sei zu kurz; bewährt bei Schulterschmerzen, Tennis- und Golfer-Elle, Karpaltunnel-Syndrom, Dupuytren-Kontraktur. Die Schmerzen sind wie wund, geprellt oder zerschlagen. Ruhelosigkeit begleitet die Schmerzen. Wärme und Bewegung tun gut.

GU-ERFOLGSTIPP

SCHÜSSLER-SALZE

Bei einer Schleimbeutelentzündung nehmen Sie je 3-mal tgl. 2 Tabletten *Silicea D6* und *Kalium chloratum D6* (biochemisch), bei einem Überbein 3-mal tgl. 2 Tabletten *Silicea D6* im wöchentlichen Wechsel mit 2-mal tgl. 2 Tabletten *Silicea D12* (ebenfalls biochemisch nach Dr. Schüßler).

DULCAMARA – bei Beschwerden durch Feuchtigkeit

Werden Sie krank, sobald es (z. B. am Ende des Sommers) kalt und feucht wird oder wenn Sie in den Regen kommen und bis auf die Haut nass werden, auf feucht-kaltem Boden sitzen oder weil Sie in einer feucht-kalten Gegend oder Wohnung leben? Dann kommt das Bittersüß (*Dulcamara*) als wichtiges Mittel in Betracht – ein Nachtschattengewächs.

Bewährt bei: rheumatischen Beschwerden, Blasenentzündung, Erkältung mit Bindehautentzündung, Schnupfen, Husten, Bronchialasthma, (Herbst-)Durchfällen, Hautausschlägen

Wichtigste Symptome und Anwendungsgebiete:

> Folgen von feuchter Kälte, Durchnässung, nasser Witterung, Herbst, feuchter Kleidung oder feuchter Wohnung, heißen Tagen und kalten Nächten
> Sie fühlen sich lahm und steif, die Muskeln und Gelenke schmerzen; evtl. besteht Rheuma im Wechsel mit Durchfall.
> Fließschnupfen, doch bei Kälte ist die Nase total verstopft.
> Die Augen sind bei jeder Erkältung betroffen; dabei viel Tränenfluss, der schnell dick und gelb wird.
> Husten oder Asthma, spastisch und trocken, aber auch rasselnd
> Blasenentzündung durch Verkühlung
> Nässende Hautausschläge, Bläschen und Warzen (v. a. an den Handinnenseiten und im Gesicht) durch feuchte Kälte
> Gesichtsneuralgie, schlimmer durch Kälteeinwirkung
> Verschlechterung durch Kälte, Nässe, Wetterumschwung nach kalt, besser durch Wärme.

Die wichtigsten Mittel bei Wachstumsschmerzen der Kinder:
Rhus toxicodendron (Seite 72 ff.): Anfängliche Bewegung ist schmerzhaft, weitere Bewegung, Wärme und Massieren bessern.
Causticum (Seite 69): Steife, schmerzhafte, knackende und schwache Gelenke sowie Unsicherheit beim Gehen

---

ZUSÄTZLICH HILFREICH
Bei kindlichen Wachstumsschmerzen können Sie zusätzlich die biochemischen Mittel *Calcium phosphoricum D6* (3-mal tgl. 2 Tabletten) und *Magnesium phosphoricum D6* (akut 5 Tabletten, aufgelöst in heißes Wasser, möglichst heiß trinken) verabreichen.

LEDUM – wenn das Rheuma nach oben zieht

Der *Sumpfporst* ist das homöopathische Mittel, wenn Ihre Beschwerden an den kleinen Fußgelenken beginnen und sich von dort nach oben ausbreiten. Ihre Gelenke knacken und krachen, Sie frösteln leicht, vertragen aber trotzdem keine Bettwärme.

Bewährt bei: rheumatischen Beschwerden und Arthrose, Stich- und Bisswunden sowie beim Bluterguss am Auge.

Wichtigste Symptome und Anwendungsgebiete:
> Schmerzen, besonders in den kleinen Fußgelenken, die heiß geschwollen, dabei aber eher blass sind; Ihre Fußsohlen können überempfindlich sein.
> Gelenkbeschwerden beginnen oft in den Füßen und wandern nach oben.
> Hilfreich bei allen Stichen (durch Mücken, Bienen, Wespen) und Bisswunden (Hund, Zecken etc.) oder bei Stichwunden (durch Dornen, Glas, Splitter, Nägel), besonders wenn die verletzte Stelle sich kalt anfühlt.
> Blaues Auge

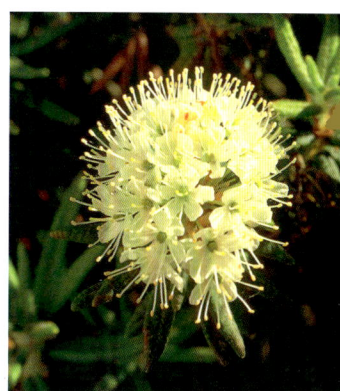

Ein auffallendes Symptom von *Ledum* sind verletzte oder schmerzhafte Stellen, die sich kalt anfühlen, aber trotzdem eine Verbesserung durch kalte Anwendungen erfahren.

Wichtigste Mittel bei Rheuma mit Besserung durch Wärme:
Dulcamara (Seite 82)*:* Beschwerden durch feuchte Räume, Nässe, Kälte oder nach plötzlichem Wechsel von warm nach kalt
Caulophyllum (Seite 84): (Herbstliches) Rheuma der kleinen Gelenke (v. a. in den Wechseljahren); allmähliche Verkrümmung; Knacken in den Gelenken
Rhus toxicodendron (Seite 72 ff.): Durch nasskaltes Wetter mit Steifheit und Kribbeln; besser durch ständige leichte Bewegung

Wichtigste Mittel bei Rheuma mit Besserung durch Kälte:
Bryonia (Seite 79 ff.)*:* Entzündlicher Rheumaschub: Die Gelenke sind heiß, geschwollen und rot; jede Bewegung schmerzt.
Ledum: Entzündlich heiße, aber blasse Gelenke; von den Füßen aufsteigende Beschwerden; Gelenkknacken

CAULOPHYLLUM – wenn die kleinen Gelenke betroffen sind

Der blaue Cohosh (*Caulophyllum*) stammt aus Nordamerika und wurde dort von den Indianern bei Frauenleiden angewandt. Es ist ein wichtiges Mittel während der Schwangerschaft und Geburt, aber auch bei Problemen mit den Gelenken, besonders von eher blassen, leicht erschöpften, nervösen, zittrigen Frauen.

Bewährt bei: Schmerzen in den kleinen Gelenken (z. B. nach der Geburt oder in den Wechseljahren), Wehen und wehenartige Beschwerden, Neigung zur Fehlgeburt. Das Mittel beschleunigt und erleichtert die Entbindung.

Wichtigste Symptome und Anwendungsgebiete:
> Steifheit, Entzündung, Rheuma und Arthrose mit stark ziehenden Schmerzen in den kleinen Gelenken der Finger, Zehen sowie der Hand- und Fußgelenke; die Schmerzen kommen oftmals anfallsweise, die Gelenke sind geschwollen oder knacken.
> Muskelschwäche und Erschöpfung (auch nach der Geburt)
> Unergiebige Wehen (schwach und anstrengend)
> Neigung zu Fehlgeburten aufgrund Gebärmutterschwäche
> Sie sind oft durstig, auch fiebrig, trotzdem frösteln Sie.
> Die Beschwerden werden besser durch Wärme, schlechter durch Kälte.

GU-ERFOLGSTIPP KNOCHENAUFBAU

Bei Osteoporose und Arthrose haben sich folgende biochemische Mittel bewährt: *Silicea D12* für den Knorpelaufbau, *Calcium fluoratum D12* und *Calcium phosphoricum D6* für den Kalziumstoffwechsel. Nehmen Sie die Mittel in der aufgeführten Reihenfolge, jedes eine Woche lang 3-mal täglich 2 Tabletten. Danach folgt eine einwöchige Behandlungspause. Diesen Vier-Wochen-Zyklus wiederholen Sie dreimal.

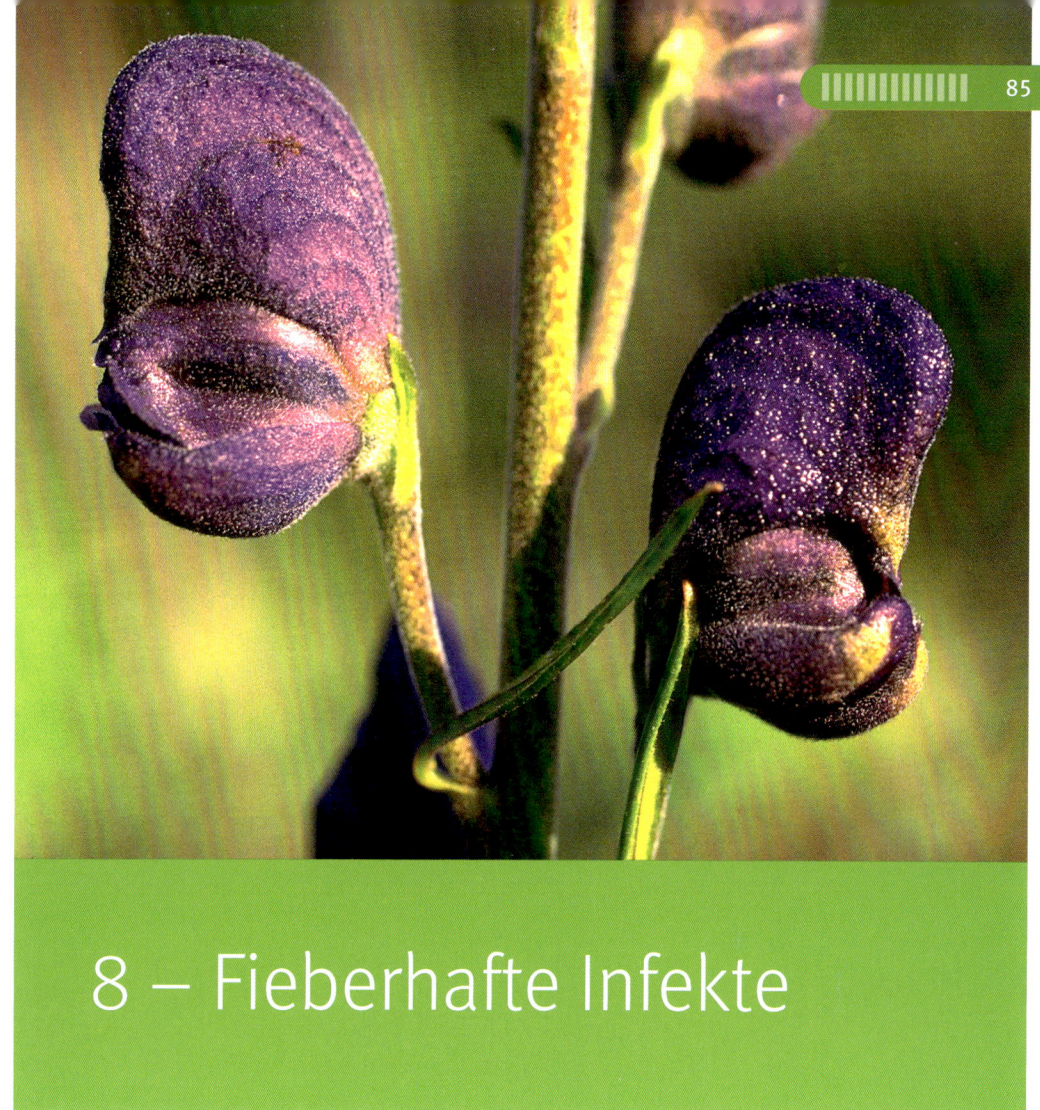

8 – Fieberhafte Infekte

Zur Behandlung fieberhafter Infekte hat sich die Homöopathie seit Jahrhunderten bewährt. Bei den bösartigen Infektionskrankheiten war sie der Schulmedizin sogar lange Zeit überlegen. Dabei wird das Fieber, eine lebenswichtige Funktion unseres Immunsystems, nicht unterdrückt, sondern nur reguliert. Auf diese Weise werden unnötig hohe Fieberspitzen vermieden und die Abläufe des Immungeschehens optimiert. Die Folge ist in aller Regel eine schnelle und andauernde Gesundung.

PLÖTZLICH UND HEFTIG

Aconitum, der Sturmhut, ist die erste Wahl bei plötzlich auftretendem hohem Fieber mit trockener, glühender Hitze.

ACONITUM – die akute Fieberbremse

Aconitum – der echte Sturmhut – ist die ultimative Erste-Hilfe-Medizin (noch vor *Arnica*, Seite 37 ff.) der Homöopathie schlechthin. Wann immer ein Krankheitsgeschehen mit aller Plötzlich- und Heftigkeit auftritt, sei es nun ein Fieber, eine Panikattacke oder eine Entzündung, müssen Sie zuallererst an dieses unverzichtbare und potente Mittel denken.

SCHON GEWUSST?
Der Name *Aconitum* stammt möglicherweise von dem griechischen Wort »akon« (Pfeil), was darauf hinweißt, dass das Gift der Pflanze früher zur Herstellung von Giftpfeilen verwendet wurde. Er kann aber auch von »akone« (felsig) kommen, denn der Sturmhut wächst im Gebirge, zwischen den Felsen.

Für Kinder ist die sanfte Medizin der Homöopathie besonders wichtig – wenn ihre Selbstheilungskräfte kontinuierlich angeregt werden, dann bleibt der Einsatz von Antibiotika der Ausnahmefall. *Aconitum* spielt dabei eine wichtige Rolle. Es gilt als Notfallmittel der Homöopathie und wird verwendet bei Schock, unerträglichen Schmerzen und bei Beschwerden, die plötzlich und heftig einsetzen. Bei Influenza, Infektionen der Atemwege und Entzündungen aller Art ist das Gesamtbefinden entscheidend. Typisch ist der Auslöser: eisiger, kalter (Ost-)Wind. Zittern Sie anschließend vor Kälte, so ist dies ein untrügliches Zeichen für einen anstehenden heftigen Infekt. Doch wenn Sie beim ersten Frösteln *Aconitum* nehmen, dann können Sie diesen drohenden Infekt oftmals schon im Anfangsstadium abfangen und die Krankheit tritt gar nicht auf oder verläuft milde. Ohne dieses Mittel kommt es dagegen häufig zu einem akuten, heftigen Ausbruch der Krankheit. Das Fieber steigt meist noch vor Mitternacht rasch an bis über 39,5 °C. Der Puls wird schnell und hart, die Haut heiß und trocken. Kommt es zu einem Schweißausbruch (in der Regel nach Einnahme des Mittels), dann erleichtert dies und senkt das Fieber. Aufdecken tut Ihnen dann gut. Oft besteht starker Durst nach Wasser und große körperliche und ängstliche Unruhe, die so weit gehen kann, dass der Kranke meint, gleich sterben zu müssen – ein weiteres typisches Symptom, welches auf *Aconitum* hinweist. *Aconitum* ist auch eines der wichtigsten Schmerzmittel in der Homöopathie: Die Schmerzen werden als unerträglich empfunden, Sie glauben, verrückt zu werden vor Schmerzen.

BEI HOHEM FIEBER – DER UNTERSCHIED ZU *BELLADONNA*

Auch *Belladonna* (Seite 51 ff.) ist für plötzliche und rasch auftretende, hohe Fieberverläufe (über 39,5 °C) bekannt. Doch bei *Belladonna* schwitzt und dampft der Kranke unter seiner Bettdecke, er mag nicht aufgedeckt werden, sein Durst ist mäßig und er verlangt eher nach Saft; die Pupillen sind groß, die Augen glänzen, das Gesicht ist heiß, die Wangen leuchten knallrot und der Kopf ist verschwitzt. Typisch sind auch Fieberdelirien und -träume. *Belladonna* folgt häufig gut auf Aconitum, nachdem der Schweiß ausgebrochen ist.

Aconitum hat sich bewährt: neben allen akuten oder fieberhaften Erkrankungen, die plötzlich mit aller Heftigkeit auftreten, bei Entzündungen, Unruhe, Angst und Panikattacken, hohem Fieber, Herzbeschwerden, Schlafstörungen, kruppartigem Husten sowie bei Nerven- und Kopfschmerzen.

Typische Auslöser der Beschwerden: Kälte, kalter (Ost-)Wind, Schreck, Schock, Unfall.

Charakteristisches Verhalten: sehr ruhelos und ängstlich. Extreme Furcht: Sie glauben, sterben zu müssen.

Wichtigste Symptome und Anwendungsgebiete:
> Die Beschwerden kommen plötzlich mit aller Heftigkeit.
> Plötzliches Frösteln, gefolgt von rasch steigendem hohem Fieber mit trockener, heißer Haut und hartem schnellem Puls
> Heiße, trockene Haut; ein Schweißausbruch senkt das Fieber.
> Große Unruhe, Angst und Panik
> Taubheit, Kältegefühl und ein Vibrieren in den Extremitäten
> Trockener Mund und großer Durst auf kaltes Wasser
> Das gerötete Gesicht wird beim Aufsetzen blass.
> Unerträgliche Schmerzen, z. B. bei Nervenschmerzen und Neuralgien, aber auch bei Verletzungen
> Einschlafstörungen durch innere Unruhe, Ärger, Angst oder nach einem Alptraum

WEITERE BEWÄHRTE HUSTENMITTEL

Ipecacuanha hat einen anfänglich trockenen Husten, der bei jedem Stoß schlimmer wird und sich bis zum Erbrechen steigern kann; Heiserkeit, Stimmverlust und Schleimrasseln in der Brust folgen. *Antimonium tartaricum* hat reichlich zähen, weißen Auswurf, Rasseln in der Brust und Schwäche, so dass das Abhusten schwierig ist.

> Herzklopfen, Herzrasen und Herzrhythmusstörungen mit großer Angst und/oder Panik
> Plötzlicher, kruppartiger, trockener Husten mit Atemnot

Modalitäten: Verschlimmerung nachts (gegen Mitternacht), durch kalten Wind, Zugluft, Wärme, enge Räume (Klaustrophobie) sowie durch Menschenmassen. Verbesserung an der frischen Luft und durch Aufdecken.

Wichtige Mittel bei eher trockenem Husten:
Aconitum: Trockener, akuter, kruppartiger Husten, der nachts plötzlich auftritt, im Kehlkopf zu sitzen scheint und zu pfeifender Atemnot führen kann
Belladonna (Seite 51 ff.): Nächtlicher, kurzer, bellender Kitzelhusten mit Fieber und dampfendem Schweiß
Bryonia (Seite 79 ff.): Hauptmittel für den trockenen, harten, schmerzhaften Husten, der sich allmählich entwickelt. Sie halten sich vor Schmerzen die Brust und haben gierigen Durst.
Eupatorium (Seite 90): Brustgrippe mit Gliederschmerzen: heftige Knochenschmerzen, als wären die Knochen gebrochen.

Wichtige Mittel bei Husten mit Auswurf:
Hepar sulfuris (Seite 56): Schmerzhafter, bellender Husten mit zähem, gelb-grünem Auswurf und deutlicher Besserung durch feucht-warme Inhalationen; extrem kälteempfindlich
Pulsatilla (Seite 58 ff.): Reichlich gelb-grüner Schleim, der sich morgens gut abhusten lässt; tagsüber ist der Husten eher trocken.

HINWEIS
Aconitum wirkt nur im Anfangsstadium einer akuten, heftigen Erkrankung. Bei einem Fieber, das bereits seit Tagen andauert, einem hartnäckigen Husten oder einer Entzündung, die schon in eine Eiterung übergeht, passt das Mittel nicht mehr.

FERRUM PHOSPHORICUM –
bei Infektanfälligkeit

Es gibt Kranke, vor allem Kinder, denen sieht man nicht an, dass sie einen Infekt haben. Die Kleinen spielen mit 38,5 °C Fieber, so als ob ihnen nichts fehlen würde. Oder sie sind infektanfällig, nervös, sensibel, neigen zu Blässe und Blutarmut (Anämie), erröten jedoch schnell. Hier hilft Eisenphosphat (*Ferrum phosphoricum*).

Bewährt bei: fieberhaften Erkrankungen und Entzündungen im Anfangsstadium, Erkältungen, Nasenbluten und Ohrenschmerzen.

Wichtigste Symptome und Anwendungsgebiete:
> Mittleres bis hohes Fieber ohne deutliche Symptome
> Ohrenschmerzen bei beginnender Mittelohrentzündung
> Die Schleimhäute von Mund und Rachen sind gerötet.
> Lästiger trockener Reizhusten, evtl. auch mit Blutspuren im Auswurf sowie bei Bronchitis kleiner Kinder
> Fließschnupfen mit viel Niesen
> Neigung zu Nasenbluten mit hellrotem Blut
> Neigung zu Herzklopfen mit schnellem, weichem Puls

Modalitäten: Die Beschwerden sind schlimmer nachts, durch Berührung und Erschütterung, sie bessern sich durch Ruhe, die Schmerzen durch Kälteanwendungen.

FIEBER NICHT UNNÖTIG SENKEN

Ferrum phosphoricum hat die Fähigkeit, Fieber zu regulieren, das heißt, es senkt die Temperatur nur dann, wenn es für den Organismus zu hoch und damit belastend ist. Fieber ist, solange das Allgemeinbefinden nicht zu sehr angegriffen ist und keine Neigung zu Fieberkrämpfen besteht, eine gesunde Einrichtung unseres Körpers. Mit jedem Grad Temperaturerhöhung arbeitet unser Immunsystem zehnmal härter und »verbrennt« dabei Viren, Bakterien und sogar Krebszellen. Bei *Ferrum phosphoricum* steigt das Fieber allmählich an.

EUPATORIUM – das homöopathische Aspirin

Laut wissenschaftlicher Studien ist der Wasserhanf (*Eupatorium perfoliatum*) bei grippalen Infekten mit starken Gliederschmerzen genauso hilfreich wie die Acetylsalicylsäure im altbewährten Aspirin – ein Beweis für die Effektivität der Homöopathie.

Bewährt bei: fieberhaften Erkrankungen wie Grippe mit starken Gliederschmerzen, berstenden Kopfschmerzen und drückenden Schmerzen in den Augäpfeln.

Wichtigste Symptome und Anwendungsgebiete:

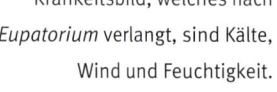

> Wichtiges Grippemittel bei starken Schmerzen in den Gliedern, Knochen, Muskeln und in der Brust; Sie fühlen sich wie geschlagen und geprügelt.
> Schmerzhaftigkeit der Augäpfel
> Berstende, klopfende Kopfschmerzen
> Hohes Fieber, besonders wenn es morgens und am Vormittag erhöht ist
> Vor dem Fieber, das oft mit Schüttelfrost beginnt, besteht meist großer Durst.
> Häufig tritt auch Übelkeit mit bitterem, galligem Erbrechen auf.
> Schmerzen beim Husten, so dass Sie sich die Brust halten müssen (auch *Bryonia*, Seite 79 ff.); oft mit Heiserkeit einhergehend.
> Bei Fieber lindert ein Schweißausbruch alle Beschwerden (außer die Kopfschmerzen).
> Gefühl von Zittern im Rücken während des Fiebers

Typische Auslöser für das Krankheitsbild, welches nach *Eupatorium* verlangt, sind Kälte, Wind und Feuchtigkeit.

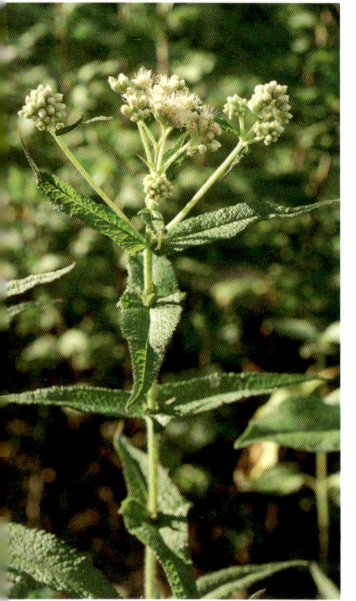

Die wichtigsten Mittel bei grippalen Gliederschmerzen:

Eupatorium: Sie vermeiden jegliche Bewegung; mit pochenden Kopfschmerzen, Übelkeit und Erbrechen

Arnica (Seite 37 ff.): Sie möchten sich bewegen, doch jede Bewegung schmerzt.

Bryonia (Seite 79 ff.): Sie vermeiden jegliche Bewegung, da sie schmerzt; Sie möchten Ihre Ruhe und haben gierigen Durst.

Rhus toxicodendron (Seite 72 ff.): Leichte Bewegung lindert

ECHINACEA – das homöopathische Antibiotikum

Zur Immunstimulation eignet sich der Sonnenhut (*Echinacea*). Auf diese Weise wird vermieden, dass eitrige Erreger, z. B. im HNO-Bereich, im Wochenbett, bei einer Brustentzündung sowie bei Furunkeln und Abszessen die Überhand gewinnen und im schlimmsten Falle zu einer Blutvergiftung führen.

Äußerliche Anwendung:
Als alkoholischer Auszug kann *Echinacea* auch äußerlich angewendet werden. Verdünnt mit abgekochtem Wasser dient es der Desinfektion von Wunden und beugt so einer Entzündung vor.

Bewährt bei: allen entzündlichen und fieberhaften Prozessen. Es stärkt das Immunsystem und scheint eine antibakterielle Wirkung zu besitzen. Das Mittel kann auch vorbeugend bei Abwehrschwäche gegeben werden!

Wichtigste Symptome und Anwendungsgebiete:
> Entzündungen jeglicher Art, besonders aber bei Neigung zu Eiterungen und übel riechenden Absonderungen
> Anhaltende Fieberzustände bzw. zu deren Prävention
> Verletzungen, Verbrennungen und Wunden, die eitrig werden
> Stiche, Bisse und Wunden von giftigen Tieren oder Pflanzen
> Geschwüre und eitrige Hautausschläge
> Große Müdigkeit, Schwäche und Abmagerung während und nach Erkrankungen und Entzündungen

Dosierung und Anwendung: *Echinacea D2* als Tropfen, Globuli oder Tabletten anfangs stündlich bis alle 2 Stunden eine Gabe. Ab dem zweiten Tag alle 2 bis 3 Stunden, ab dem dritten Tag 3-mal täglich. Wichtig: Bei Allergien gegen Korbblüter und bei sämtlichen Autoimmunerkrankungen ist die D2 nicht geeignet! Weichen Sie in diesem Fall auf die Potenz D12 aus. Zu dieser Pflanzenfamilie gehören auch Arnika, Calendula und die Kamille.

GU-ERFOLGSTIPP

UNKLARES FIEBER

Setzen Sie *Echinacea* ein, wenn Sie oder Ihr Kind immer wieder unerklärliche Fieberschübe bekommen oder wenn die Temperatur ohne ersichtlichen Grund gegen Abend steigt.

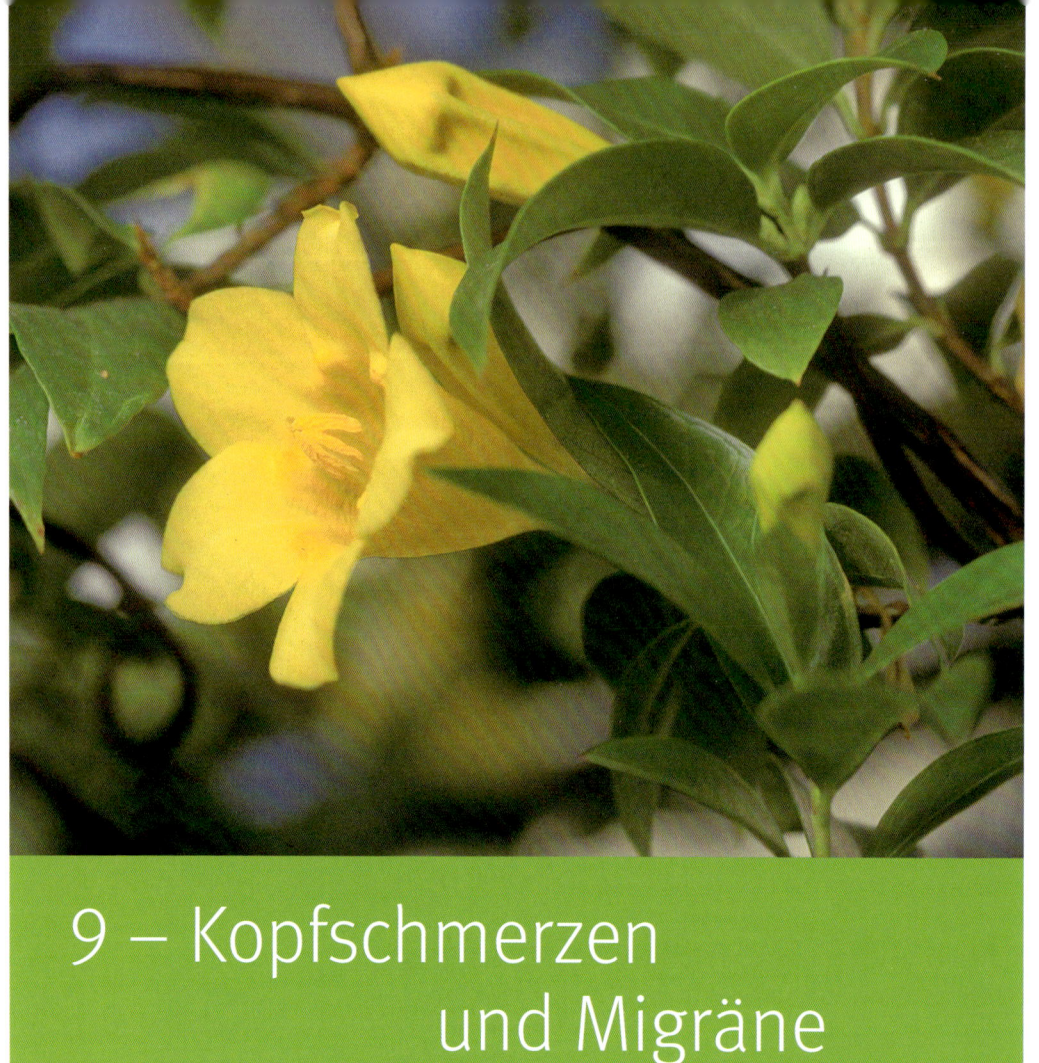

9 – Kopfschmerzen und Migräne

Nahezu jeder Mensch leidet gelegentlich unter Kopfschmerzen mit unterschiedlichsten Auslösern wie Stress, Verspannung, Alkohol und Neuralgie sowie Entzündung der Zähne oder der Stirnhöhlen. Migräne kommt anfallsweise, ist meist einseitig und kann mit Übelkeit, Erbrechen, Seh- und Sprachstörungen einhergehen. Frauen sind häufiger betroffen als Männer und oft ist eine Beziehung zur Periode zu erkennen. Starke oder wiederkehrende Schmerzen gehören fachlich abgeklärt.

GELSEMIUM – wenn der Schmerz lähmt

Gelsemium – der wilde Jasmin – ist besonders dann angezeigt, wenn Sie unter migräneartigen Kopfschmerzen oder Grippe leiden. Zudem ist es ein wichtiges Mittel bei Beschwerden durch seelische Aufregung. So hat es sich bei Examensangst und Lampenfieber immer wieder bewährt.

Wenn Sie nervös, zittrig-schwach, ja wie gelähmt sind und sich so benommen, apathisch, schlapp und energielos fühlen, dass Sie Ihre Augenlider kaum aufhalten können, dann sollten Sie an *Gelsemium* denken, und zwar ganz egal, ob Sie unter einer Sommergrippe leiden, eine Prüfung oder einen Auftritt vor sich haben oder ob Sie von Kopfschmerzen, einer Migräneattacke oder sonstigen Beschwerden gequält werden. Sie haben das Gefühl, als ob sich ein enges Band um Ihren Schädel schließen würde oder Sie spüren einen krampfartigen Schmerz, der in Ihrem Hinterkopf oder Nacken sitzt und von dort zu einem oder beiden Augen aufsteigt. Bei Migräne kommt es im Vorfeld oft zu Sehstörungen mit verschwommener Sicht oder Doppelbildern. Wenn Sie am Ende eines solchen Migräneanfalls eine Menge hellen Urins lassen müssen, dann ist der *wilde Jasmin* das Mittel der Wahl. Bei Angst fühlen Sie sich wie das Kaninchen vor der Schlange. Ihnen fällt nichts mehr ein, das Hirn scheint paralysiert und Durchfall tritt auf, weil auch der Schließmuskel gelähmt zu sein scheint. Sie beschleicht das unangenehme Gefühl, Ihr Herz bleibe stehen, und Sie müssen sich dann bewegen. Beim grippalen Infekt, besonders im Sommer und an schwülen Tagen, tritt oft zuerst ein Fließschnupfen auf, gefolgt von Halsschmerzen, die zum Ohr ausstrahlen können, und manchmal zusätzlich ein dunkles, rotes, leicht gedunsenes Gesicht. Frostschauer jagen über Ihren Rücken, bei Fieber besteht auffälligerweise kein Durst. Über allem stehen jedoch die zittrige Schwäche, die Benommenheit und die Schläfrigkeit.
Gelsemium wird in erster Linie bei akuten Beschwerden eingesetzt, die sich langsam entwickeln. Typischerweise treten die Gelsemium-Kopfschmerzen in Folge emotionaler Erregung auf.

HINWEIS
Nach der Erfahrung des bekannten klinischen Homöopathen Prof. Dr. Dorcsi sprechen rund 80 % aller Kopfschmerzen auf *Gelsemium* an. Das gilt besonders bei Schmerzen im Hinterkopf und im Stirnbereich sowie bei Vergrößerungsgefühl und Augenflimmern. Er empfiehlt die Potenz D4.

Gelsemium hat sich bewährt bei: Kopfschmerzen, Migräne, (Sommer-)Grippe, Herz-Kreislauf-Störungen, Schwindel, Durchfall, Nervenschmerzen, Augenleiden, Wehen- und Muskelschwäche sowie bei chronischem Müdigkeitssyndrom (z. B. nach einer Viruserkrankung).

Charakteristisches Verhalten: Sie fühlen sich müde, schlapp, lethargisch-apathisch und können nur mit Mühe die Augen aufhalten. Das Denken und Reden fällt Ihnen schwer. Sie möchten Ihre Ruhe haben und alleine sein. Sie sind oftmals ängstlich erregt und ruhelos oder auch zittrig-nervös und wie gelähmt.

Typische Auslöser der Beschwerden sind Aufregung und Ängste (besonders durch bevorstehende Ereignisse), Schreck, Stress, heißes, schwüles Wetter, Sonne oder Föhn.

Wichtigste Symptome und Anwendungsgebiete:
> Dumpfe, schwere auch pulsierende Kopfschmerzen oder Schwindel, die vom Hinterkopf ausgehen
> Gefühl, der Kopf sei in einem Schraubstock eingespannt
> Kopf- und Nackenschmerzen mit Sehstörungen
> Kloßgefühl im Hals und wunde Halsschmerzen, die ins Ohr ausstrahlen können
> Fließschnupfen und Heiserkeit bei Erkältung
> Wenig Durst (auch im Fieber)
> Kreislaufbeschwerden mit dem Gefühl, das Herz bleibe stehen; Sie müssen sich dann bewegen.
> Kinder klammern sich an der Mutter fest.
> Fröste kriechen den Rücken hinauf und hinunter.
> Das Gesicht ist heiß und dunkelrot.

ERSTE HILFE BEI SCHULKOPF-SCHMERZEN
Wenn Ihrem Kind der Schädel brummt durch zu viel Lernen, dann hilft das biochemische Mittel *Calcium phosphoricum D6*. Geben Sie ihm 3-mal tgl. 1 bis 2 Tabletten.

Modalitäten: Beschwerden, die auf Gelsemium ansprechen, werden durch Tabak, Sonne, Sommerhitze, schwüles Wetter, Föhn sowie beim Denken an die Beschwerden schlechter. Sie bessern sich durch Alkohol, Bewegung (bei Herz-Kreislauf-Beschwerden) und Wasserlassen (besonders bei Schmerzen).

Die wichtigsten Mittel bei Kopfschmerzen:

Gelsemium: Dumpfe Schmerzen, vom Hinterkopf ausgehend; Ihr Kopf fühlt sich an wie in einem Schraubstock (bei Föhn, Grippe und Stress).

Belladonna (Seite 51 ff.): Pulsierende Schmerzen (z. B. bei Sonnenstich oder Erkältung); schlimmer im Liegen, durch Licht, Lärm, Erschütterung und nachmittags, besser durch Lösen der Haare und Rückwärtsbiegen des Kopfes.

Nux vomica (Seite 44 ff.): Katerartige Kopfschmerzen mit Übelkeit und Brechreiz; auch Spannungskopfschmerz bei Stress mit Nackenschmerzen

Chamomilla (Seite 96): Pulsierender, drückender Schmerz durch Ärger, Zahnschmerzen, Wind, Erkältung, Kaffee oder Schmerzmittel; schlechter beim Darandenken, besser durch Ablenkung oder Beschäftigung mit anderen Dingen.

Ignatia (Seite 100): Schmerz, als ob der Schädel platzen wolle oder als ob ein Nagel ins Hirn getrieben werde; mit starken Stimmungsschwankungen und viel Seufzen durch Kummer; auch Kopfschmerzen im Wechsel mit Kreuzschmerzen

Die wichtigsten Mittel bei Migräne:

Gelsemium: Drückende Schmerzen mit Benommenheit, Gleichgewichts- und zuvor Sehstörungen; Sie fühlen sich zittrig und schwach; am Ende des Schmerzes geht viel klarer Urin ab.

Belladonna (Seite 51 ff.): Klopfende, hämmernde Schmerzen; Sie sind höchst empfindlich auf Licht, Geräusche sowie auf kleinste Erschütterungen.

Cyclamen (Seite 98): Typischerweise beginnen die Kopfschmerzen mit Sehstörungen, z. B. mit Flimmern vor den Augen.

Iris (Seite 97): Migräne an den stressfreien Tagen, mit Übelkeit, saurem Erbrechen und Sehstörungen; schießender Schmerz in den Schläfen mit Zusammenschnürungsgefühl der Kopfhaut. Müdigkeitskopfschmerz durch geistige Erschöpfung

Cimicifuga (Seite 63): Linksseitige Migräne in den Wechseljahren, mit Schwindel, Augen- und Nackenschmerzen; Gefühl, als öffne sich die Schädeldecke

HINWEIS

Bei der Migräne reduziert die Homöopathie zwar die Häufigkeit der Anfälle und die Schwere des Verlaufs, doch im akuten Anfall kann sie meist nur lindern.

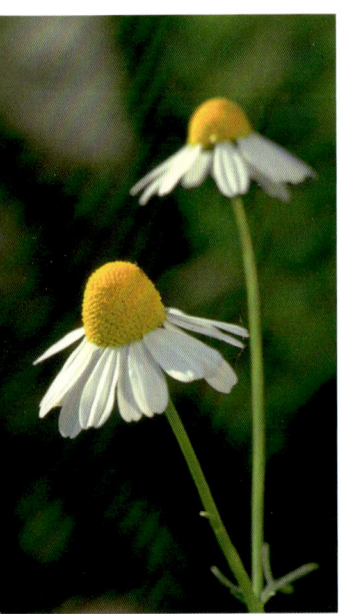

Kinder, die *Chamomilla* brauchen, wissen nicht, was sie wollen. Sobald sie etwas bekommen haben, werfen sie es wütend in die Ecke und verlangen etwas anderes.

CHAMOMILLA – der Schmerz macht wütend

Die Kamille (*Chamomilla*) hilft Patienten, die sich überempfindlich, heiß und durstig fühlen und unter unerträglichen Schmerzen leiden. Diese treiben sie schier in den Wahnsinn, machen ungeduldig und reizbar. Bei Müttern ist das Mittel ein Geheimtipp: Wenn die Zähnchen kommen oder Bauchkoliken ihr Baby quälen – dann bringt *Chamomilla* wieder Ruhe in die Nächte. Es ist eines der wichtigsten Homöopathika bei Schmerzen.

Bewährt bei: Kopfschmerzen, Ohrenschmerzen, Zahnungsbeschwerden und -schmerzen, Bauchkoliken, Durchfall, Erkältung, Menstruations-, Magen-, Nerven und Muskelschmerzen.

Wichtigste Symptome und Anwendungsgebiete:

> Unerträgliche Schmerzen, die Sie unausstehlich, wütend, ungerecht und ungeduldig werden lassen; nichts kann man Ihnen recht machen; Kinder wollen ausschließlich getragen werden, weinen und jammern andauernd.
> Sie fühlen sich heiß an, sind unruhig und durstig; das Gesicht und der Kopf sind heiß, rot und schweißig; oftmals ist eine Backe deutlich gerötet, die andere blass.
> Klopfende Kopfschmerzen in einer Gehirnhälfte
> Stechende Ohrenschmerzen, die Sie verrückt machen, evtl. mit Halsschmerzen
> Sausen in den Ohren
> Die Schmerzen kommen anfallweise.
> Krampfartige Magen-, Bauch- und Unterleibsschmerzen
> Grünliche Durchfälle: wie gehackter Spinat, mit Geruch nach faulen Eiern
> Die Beschwerden werden durch Ärger, Zorn, Kaffee, Berührung, Annäherung, Wind, morgens um 9 Uhr und abends zwischen 21 und 24 Uhr sowie durch Hitze (bei Zahnschmerzen heiße Getränke) schlechter. Eine Besserung tritt ein durch Getragen- oder Gefahrenwerden sowie durch Wärme (bei Bauch- und Ohrenschmerzen).

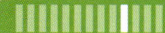

IRIS – wenn Ihnen vor Schmerzen übel wird

Die Schwertlilie (*Iris*) ist ein wichtiges Mittel, wenn Ihnen bei Kopfschmerzen oder Migräne speiübel wird und Sie sogar erbrechen müssen. Es ist ein bewährtes Mittel bei der Wochenend-Migräne, die vornehmlich in Ruhephasen auftritt und mit einem Schleier vor den Augen beginnt.

Bewährt bei: Kopfschmerzen, Migräne, Übelkeit, Erbrechen, Sodbrennen, Durchfall.

Wichtigste Symptome und Anwendungsgebiete:
> Eher rechtsseitige, klopfende oder stechende Kopfschmerzen im Bereich von Stirn oder Schläfen; die Kopfhaut kommt Ihnen zu eng vor.
> Verschwommene Sicht und Augenflimmern vor und während der Schmerzen
> Übelkeit mit saurem, galligem Erbrechen; typisch ist vermehrter und fadenziehender Speichelfluss.
> Schmerzen oder Anfälle nach Anspannung oder Stress in Erholungsphase, die häufig periodisch auftreten
> Bewährt bei Übelkeit und Sodbrennen in der Schwangerschaft; bei wässrig brennendem (Sommer-)Durchfall

BEWEGUNG TUT GUT
Beschwerden, die auf *Iris* hindeuten, werden besser durch Bewegung. Sie verschlechtern sich gegen Abend und in der Nacht sowie in Ruhe.

Die wichtigsten Mittel bei Schwindel:
Gelsemium: Schwindel mit Nackenschmerzen, die über den Hinterkopf zur Stirn ziehen; der Nacken ist steif und verspannt.
Cocculus (Seite 105): Schwindel mit Übelkeit und Herzklopfen v. a. morgens und vormittags; Schwindel infolge von Nachtschichten, bei der Menière'schen Erkrankung (mit Tinnitus) und bei der Reisekrankheit; schlimmer bei der geringsten Bewegung und besser in Ruhe
Argentum nitricum (Seite 104): Drehschwindel (wie im Karussell) bei Höhenangst; Nervosität durch bevorstehende Ereignisse (z. B. Prüfungen); große Gier nach Süßem, welches starke Blähungen verursacht.

CYCLAMEN – wenn die Migräne mit Augenflimmern beginnt

Das Alpenveilchen (*Cyclamen*) ist das wichtigste Migränemittel in der Homöopathie, wenn der Anfall mit Augenflimmern, Farbensehen, Sternchen oder Doppelbildern beginnt.

Weitere wichtige Symptome:

> Die Schmerzen sind in der Regel einseitig und treten im Bereich von Stirn und Schläfe auf.
> Schmerzen vor oder während der Periode; auch Stress und Überforderung können Auslöser sein.
> Lang anhaltende Migräne
> Sie fühlen sich schwach, matt, müde, weinerlich; Sie wollen alleine sein, sind eher blass und frieren ständig.
> Schwindel und Benommenheit
> Verlangen nach Limonade und Abneigung gegen Fleisch (besonders gegen Schwein) sowie häufiger Schluckauf
> Verbesserung in der Wärme, durch Reiben, bei Bewegung, während der Menstruationsblutung und Verschlechterung an der frischen Luft, im Sitzen oder Stehen.

Die wichtigsten Mittel bei Nervenschmerzen (z. B. im Gesicht: Trigeminusneuralgie):

Gelsemium: Infolge einer Infektion (Virus oder Borreliose) hängt ein Augenlid oder ein Gesichtsteil wie gelähmt herunter; auch Nervenschmerzen im Gesicht und im Bereich der Augen kommen vor; Sie sind zittrig, apathisch und unglaublich müde.

Aconitum (Seite 86 ff.): Ausgelöst durch eisig kalten (Ost-)Wind mit plötzlichen, heftigen Schmerzen sowie mit Angst und Unruhe

Belladonna (Seite 51 ff.): Klopfende Schmerzen, die plötzlich kommen und gehen; nach zu viel Sonne, starker Hitze, feuchter Kälte oder Zugluft

Arsenicum album (Seite 48): Die brennenden Schmerzen im Nervenverlauf kehren periodisch wieder und machen Sie unruhig; Sie sind erschöpft, chronisch krank, ängstlich und durstig.

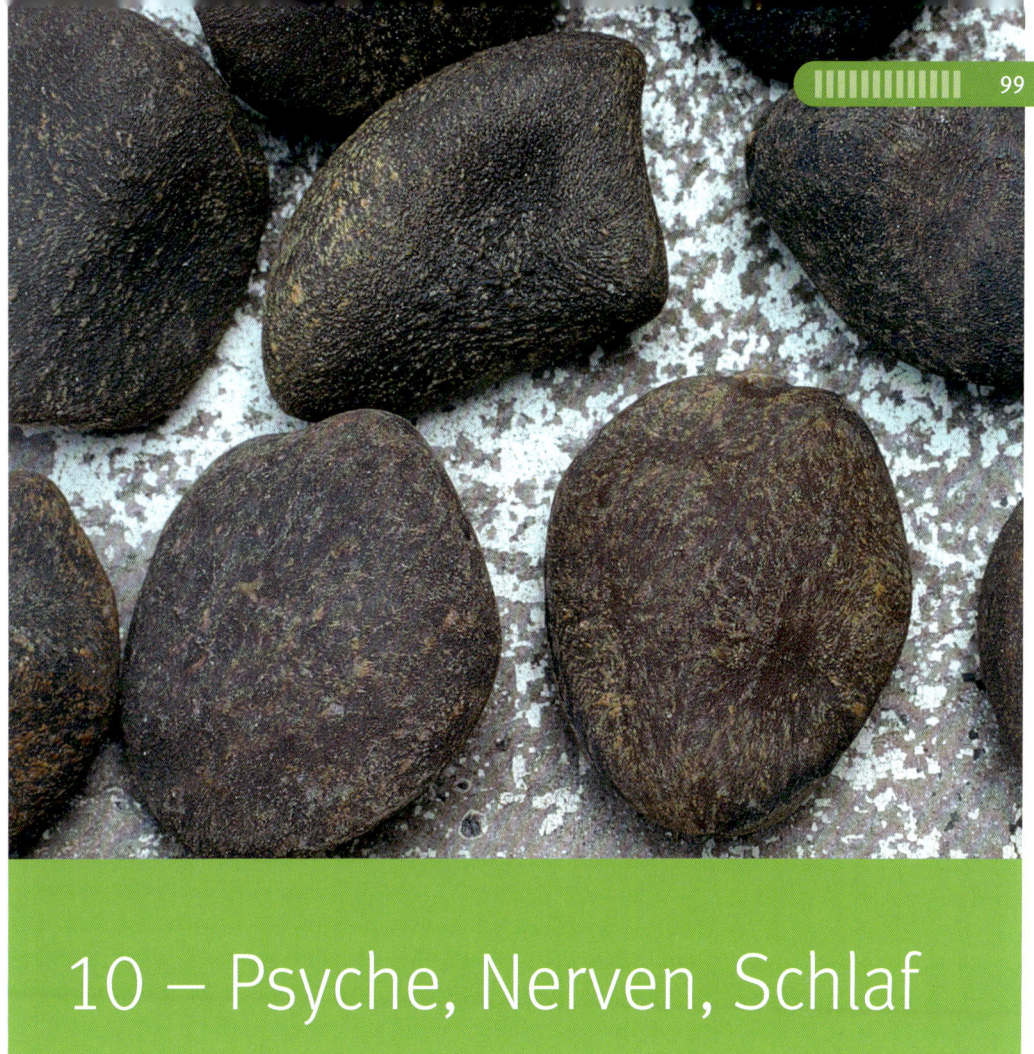

10 – Psyche, Nerven, Schlaf

Die Homöopathie hilft nicht nur bei körperlichen Beschwerden, sondern auch bei seelischer Verstimmung, Unruhe und Nervosität sowie bei Angstzuständen und Schlafstörungen. Damit gelingt ihr der Brückenschlag zwischen Körper und Seele, was bedeutet, dass der Mensch mit der Homöopathie ganzheitlich behandelt wird. Natürlich müssen Sie bei allen schwerwiegenden psychischen Problemen fachlichen Rat einholen, doch bei leichteren Beschwerden können Sie sich gut selbst helfen.

SCHON GEWUSST?

Ignatia, eine stattliche Kletterpflanze mit birnenförmigen Früchten, ist eng verwandt mit *Nux-vomica*.

IGNATIA – wenn Kummer Sie überwältigt

Ignatia – die Ignatzbohne – stammt ursprünglich von den Philippinen. Sie ist das wichtigste Mittel in der Homöopathie bei Folgen von akutem Kummer z. B. nach Trennung oder Tod, vor allem dann, wenn dieser noch recht frisch ist.

PARADOXE SYMPTOME

Charakteristisch sind die widersprüchlichen Zustände, an denen ein Mensch leidet, der *Ignatia* braucht: Symptome, die keinen Sinn ergeben und die vollkommen paradox erscheinen. Treten diese als Folgen von frischem Kummer auf, dann sollten Sie an *Ignatia* denken.

Wer kennt dieses Szenario nicht: Sie haben sich gerade von Ihrem »Lebensabschnittsgefährten« getrennt und fühlen sich dabei nicht gut. Mit Ihrer Stimmung geht es rauf und runter. In manchen Momenten liegen Sie völlig am Boden, traurig und seufzend. Sie wollen alleine sein, niemanden sehen, erleiden einen Weinkrampf, sind zu Tode betrübt. In anderen Momenten sind Sie aufgeräumt und freuen sich über die neu gewonnene Freiheit. Sie lachen und sind guter Dinge. Jetzt fängt das Leben erst wirklich an! Dann schlägt die Stimmung wieder um, Sie werden zum Grübler und sind melancholisch: Alles ist nicht mehr so, wie es war. Manchmal spüren Sie Beklemmungen in der Brust oder einen Kloß im Hals. Ihre Mutter sagt, Sie sollen nicht so hysterisch reagieren. Tagsüber sind Sie müde, Sie gähnen und seufzen und könnten im Sitzen einschlafen, doch nachts liegen Sie hellwach im Bett. Ihr Körper spielt verrückt und reagiert genauso widersprüchlich wie Ihre Psyche: Das Kloßgefühl im Hals verschwindet, während Sie einen Bissen essen. Anschließend ist es wieder da. Bei Husten verschlimmert das Husten die Beschwerden, bei Magenschmerzen geht es Ihnen besser, wenn Sie etwas Schwerverdauliches essen. Und immer wieder müssen Sie ganz tief Atem holen. Typisch ist auch eine ausgeprägte Abneigung gegen Tabakrauch.
Schon wenige Tage nach Beginn der Einnahme wird es Ihnen besser gehen, weil das Mittel Ihnen hilft, Ihr seelisches Gleichgewicht wiederzufinden.

Ignatia hat sich bewährt bei: Kummer und dessen Folgen wie depressiver Verstimmung, Schlafstörungen, Nabelkoliken, Kloßgefühl im Hals (Globus hystericus), Kopf-, Magen- und Bauchschmerzen.

Charakteristisches Verhalten: Sie sind intelligent, romantisch und wirken evtl. ein wenig hysterisch. Sie neigen zu starken Stimmungsschwankungen, Lach- und Weinkrämpfen, seufzen viel, wollen mit Ihrem Kummer alleine sein, sind introvertiert.

Typische Auslöser der Beschwerden: (Liebes-)Kummer, Sorgen, Eifersucht, Zurechtweisung, Kränkung, Trennung, Verlust, Todesfall, Heimweh.

Wichtigste Symptome und Anwendungsgebiete:

> Ihre Stimmung ist sehr wechselhaft, Sie weinen und seufzen viel, können aber auch einen Lachkrampf haben.
> Sie sind eher still und verschlossen – introvertiert, sie genießen es, traurig zu sein, und suchen die Einsamkeit.
> Beklemmungen oder Kloßgefühl im Hals
> Krampfartige Magenschmerzen mit saurem Aufstoßen oder saurem Mundgeschmack
> Gefühl, als ob der Magen herunterhinge; Leere- und Schwächegefühl in der Magengrube; tiefes Atemholen hilft
> Kopfschmerzen, als ob ein Nagel ins Hirn getrieben würde
> Viele Beschwerden haben hysterischen Charakter, z. B. Kopfschmerzen und Halsbeschwerden.
> Schlaflosigkeit mit viel Seufzen und Gähnen, vor allem durch Sorgen und Kummer; tagsüber todmüde
> Die beschriebenen körperlichen und psychischen Symptome wechseln sich ab und sind oftmals widersprüchlicher Natur.
> Sie neigen zu Krämpfen in Armen und Beinen oder Sie zittern am ganzen Körper.
> Widerspricht man Ihnen, so kann dies einen Wutanfall auslösen.
> Vor allem junge Mädchen fallen leicht in Ohnmacht.

Modalitäten: Beschwerden, die auf *Ignatia* ansprechen, werden morgens, durch geistige Anstrengung und beim Denken an die Beschwerden sowie durch Tabakgeruch oder Rauchen, durch Kaffee, Alkohol und Kälte schlechter.

Die wichtigsten Mittel bei Ängsten und Phobien:

Aconitum (Seite 86 ff.): Plötzliche Panikattacken oder Todesangst sowie Gefühle von Schreck und Terror, ganz egal ob durch einen Unfall, Platzangst, eine akute Krankheit etc.; häufig mit Herzrasen; an Schlaf ist nicht zu denken.

Gelsemium (Seite 93 ff.): Nervöse Angst am Tage eines Examens oder eines Auftritts, verbunden mit zittriger, lähmender Schwäche und dem Gefühl zu versagen; Sie glauben, Ihr Herz bliebe stehen, und Sie leiden unter einer Schließmuskelschwäche.

Argentum nitricum (Seite 104): Angst vor anstehenden Ereignissen und Prüfungen; auch Lampenfieber (nehmen Sie das Mittel schon drei Tage vorab); auch viele Phobien: Angst vor dem Fliegen, vor Höhen, Menschenansammlungen, Enge, Krankenhaus etc.; Sie sind sehr hektisch und haben Herzrasen, nervösen Durchfall und eine unwiderstehliche Gier nach Süßem.

Arsenicum album (Seite 48): Große Angst und Panik mit Schwäche und Unruhe, v. a. nachts; Sie müssen dann aufstehen, das Licht anmachen, getrieben auf- und abgehen; dabei fühlen Sie sich schwach, verfroren und durstig.

Mittel bei depressiver Verstimmung, Kummer und Sorgen:

Ignatia: Frischer Kummer durch Trennung, Heimweh oder Verlust eines geliebten Wesens führen zu Weinkrämpfen und Stimmungsschwankungen. Sie seufzen viel, müssen tief Luft holen; die Trauer schnürt Ihnen die Kehle zu, sie steckt wie ein Kloß im Hals; Essstörungen und Magersucht kommen vor.

Arsenicum album (Seite 48): Sie sorgen sich um Ihre Gesundheit, fühlen sich schwach und erschöpft, sind aber dennoch ruhelos und getrieben; Ihre Stimmung ist gedrückt und schwermütig.

Cimicifuga (Seite 63): In den Wechseljahren werden Sie plötzlich depressiv, voller Sorgen und Verzweiflung, haben Angst um Ihre Gesundheit; Sie reden viel und leiden unter Nackenschmerzen.

Pulsatilla (Seite 58 ff.): Sie sind weinerlich, sehr launisch und können nicht alleine sein; Heimweh macht Ihnen zu schaffen. Trost, Zuspruch und Gesellschaft helfen. Die Beschwerden verschlimmern sich in der Pubertät oder während der Schwangerschaft.

COFFEA – schlaflos und aufgedreht

Sind Sie so nervös, schlaflos und aufgedreht wie nach zu viel Kaffee? Dann versuchen Sie es mit dem homöopathischen Mittel *Coffea*, das aus der ungerösteten Kaffeebohne gewonnen wird.

Bewährt bei: Nervosität, Schlafstörungen, Herzklopfen, Unruhe- und Schmerzzuständen

Wichtigste Symptome und Anwendungsgebiete:
> Sie sind sehr nervös und ruhelos.
> Sie können nicht einschlafen, sind voller Ideen und können nicht abschalten; oder Sie wachen um 3 Uhr früh auf und finden dann keinen Schlaf mehr.
> Nervöses Herzklopfen, vor allem durch Überraschungen, übermäßige Freude (z. B. Vorfreude) oder Kaffee.
> Folgen von hohem Kaffeekonsum (z. B. Kopfschmerzen)
> Überempfindlich bei Schmerzen (z. B. Kopf, Zähne etc.)
> Verschlimmerung durch Kaffee, Aufputschmittel, starke Gefühlsregungen, strenge Gerüche, Kälte (Ausnahme: Bei Zahnschmerzen lindert Eiswasser!) sowie nachts. Verbesserung beim Hinlegen und in der Wärme (außer Zahnschmerzen).

Die wichtigsten Mittel bei Schlafstörungen:

Coffea: Zu viele Gedanken hindern Sie am Einschlafen; Sie sind nervös und überdreht, Ihr Herz rast. Einmal eingeschlafen, werden Sie von jedem Geräusch wieder wach.

Cocculus (Seite 105): Aufgrund von Sorgen, Schlafmangel, Schichtarbeit oder Jetlag ist Ihr Schlaf-Wach-Rhythmus gestört: Sie sind tagsüber müde und nachts wach.

Argentum nitricum (Seite 104): Durch bevorstehende Ereignisse (z. B. Prüfung) sind Sie so nervös, dass Sie keinen Schlaf finden; oder aber Sie grübeln über die Zukunft nach.

Arsenicum album (Seite 48): Sorgen, Ängste und Krankheit wecken Sie nachts auf und lassen Sie getrieben auf- und abgehen; obwohl schwach und erschöpft, finden Sie keine Ruhe.

Zwei Tassen Kaffee pro Tag minimieren das Risiko zur Entwicklung von Gallensteinen um rund 40 %, das hat eine Langzeitstudie mit 45 000 männlichen Testpersonen ergeben.

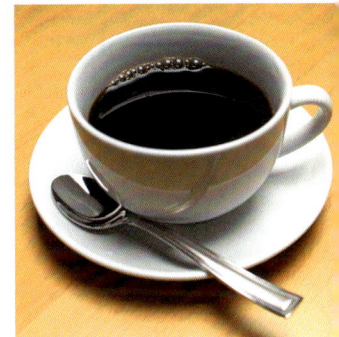

ARGENTUM NITRICUM – wenn Hektik krank macht

Das Silbernitrat (*Argentum nitricum*) ist ein bewährtes Mittel für Menschen mit vielen Ängsten und Phobien, besonders dann, wenn sie ein offenes Wesen haben, aber hektisch oder nervös sind, vorzeitig gealtert scheinen und dauernd in Eile sind. Ängstliche Gedanken drängen sich ihnen zwanghaft auf.

Bewährt bei: diversen Ängsten und Phobien, Erwartungsspannung, Durchfall, Blähungen; Heiserkeit sowie bei nervösen Sängern oder Rednern

Wichtigste Symptome und Anwendungsgebiete:
> Angst vor bedeutenden Ereignissen (wie Prüfungen oder Vorstellungsgesprächen), aber auch Platz-, Höhen-, und Tiefenangst, Angst vor Menschenmassen, Krankheit, Krankenhaus und bevorstehendem Unglück
> Sie fühlen sich schwach und schwindelig.
> Starkes Verlagen nach frischer Luft
> Ängstliches Herzklopfen, schlimmer beim Liegen auf der rechten Seite
> Starkes Verlagen nach Süßem, das aber nicht vertragen wird und Blähungen sowie Bauchschmerzen verursacht
> Durchfall, Magen- und Halsbeschwerden mit stechenden Schmerzen
> Heiserkeit und Stimmverlust
> Nervöse Kopfschmerzen mit Kälte und Zittern, v. a. in Folge geistiger Anstrengung, die häufig mit Erbrechen enden
> Die Beschwerden verschlimmern sich durch Ängste, Wärme in jeglicher Form, durch Süßes, nach dem Essen und beim Denken an die Beschwerden, sie bessern sich durch Aufstoßen, frische Luft, Kälte, Zusammenkrümmen und Druck.

GU-ERFOLGSTIPP

PHYTOTHERAPIE

Bei psychischen Störungen können Sie auch an pflanzliche Präparate denken: *Johanniskraut* bei depressiver Verstimmung, *Passionsblume* und *Melisse* bei Stress und *Baldrian* bei Schlafstörungen. Fragen Sie in der Apotheke nach geeigneten Produkten.

COCCULUS – wenn Stress schwindelig macht

Cocculus (Kockelskörner) ist neben *Nux vomica* (Seite 44 ff.) das wichtigste »Anti-Stress-Mittel« in der Homöopathie. Es kommt bei Folgen von Schlafmangel sowie bei körperlicher und geistiger Überanstrengung infrage. Sie fühlen sich völlig überreizt.

Bewährt bei: Nervosität, Müdigkeit, Jetlag, Reiseübelkeit, Schwindel und Folgen von Nachtwachen.

Wichtigste Symptome und Anwendungsgebiete:
> Folgen von Schlafmangel, Schichtarbeit, Überanstrengung, Sorgen, Trauer und Stress
> Muskelschwäche mit Erschöpfung, Frieren und Zittern; Schweißausbruch bei der geringsten Anstrengung
> Schwindel mit Übelkeit und Erbrechen, schlimmer durch Bewegung
> Schwankender Gang mit Schwäche und Schwindel
> Verbesserung in Ruhe sowie durch Schließen der Augen. Verschlechterung beim Aufsetzen, Fahren (Auto, Bahn, Boot) sowie bei jeder Bewegung, Schlafmangel, Licht, Geräusche nach dem Essen, durch Sorgen und Aufregung

Die wichtigsten Mittel bei Ärger, Stress, Gereiztheit:
Cocculus: Sorgen, Stress und Schlafmangel führen zu gestörtem Schlaf-Wach-Rhythmus, Schwindel und Schwäche.
Nux vomica (Seite 44 ff.): Sie haben sich überarbeitet, sind gestresst (alles »kotzt« Sie an) und Sie gehen schnell in die Luft.
Bryonia (Seite 79 ff.): Sie wollen Ihre absolute Ruhe und zu Hause sein; alles andere nervt.
Chamomilla (Seite 96): Sie sind ungeduldig und aufbrausend, nichts kann man Ihnen recht machen; jeder Schmerz ist unerträglich.
Colocynthis (Seite 49): Aufregung, Wut und Zorn bereiten solche Bauchkrämpfe, dass Sie sich krümmen müssen; Sie sind ungeduldig und gereizt.

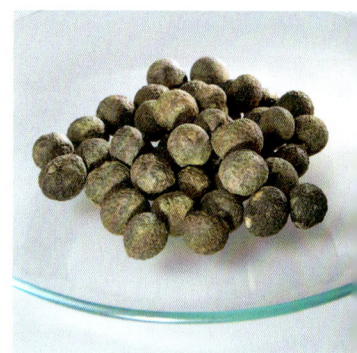

In der Homöopathie ist *Cocculus* ein Hauptmittel bei Reiseübelkeit. Es hilft überempfindlichen Menschen, die sich beim Autofahren oder auf dem Schiff erbrechen müssen.

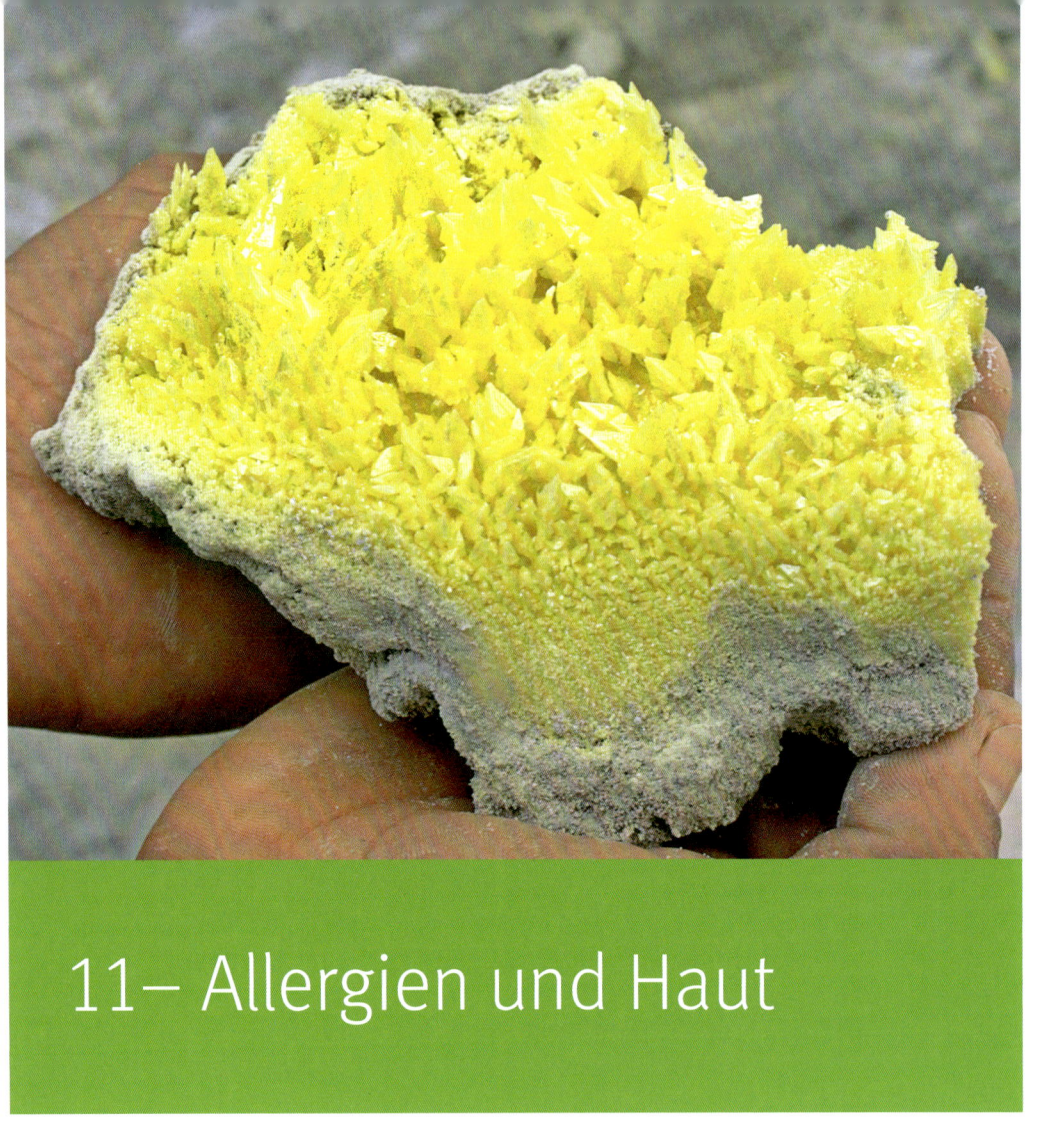

11– Allergien und Haut

Sowohl Probleme mit der Haut als auch Allergien können homöopathisch erfolgreich behandelt werden. Doch das ist nicht immer einfach und kann außerdem sehr langwierig sein. Eine solche konstitutionelle Therapie bedarf der Hilfe eines ausgebildeten Klassischen Homöopathen, da die Unterdrückung von Hautausschlägen (z.B. mittels Kortison) zu chronischem Asthma führen kann. Hier muss man beachten, dass die Heilung von innen nach außen erfolgt – von inneren Organen zur Haut.

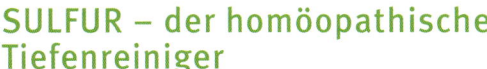

SULFUR – der homöopathische Tiefenreiniger

Sulfur – die Schwefelblüte – ist das wichtigste homöopathische Mittel bei chronischen Krankheiten, die aufgrund einer Unterdrückung entstanden sind. Es wirkt stark entgiftend und reinigend. Bei allergischen Geschehen und Hautkrankheiten hat sich *Sulfur* als extrem hilfreich erwiesen. Da das Mittel unter anderem über die Haut entgiftet, kann es Ausschläge hervorbringen. In der Homöopathie spricht man von der Erstreaktion. Dies sollte man bei der Anwendung berücksichtigen.

Die Haut scheint der zentrale Angriffspunkt des Schwefels zu sein. Oft sieht sie schmutzig aus sowie gelblich, trocken, schuppig und rau. Sie juckt und brennt mit und ohne Ausschlag. Kratzen ist anfangs angenehm. Doch danach brennt die Stelle, an der Sie dennoch weiterkratzen müssen, bis es blutet. Bei trockenen, schuppigen, brennend-juckenden Ausschlägen, die durch Baden, Waschen, (Bett-)Wärme und Kratzen schlechter werden, ist das Mittel besonders indiziert. Die unreine Haut neigt zu Eiterungen, Pickeln, Furunkeln etc. Häufig müssen Sie nachts im Bett die heißen Füße unter der Bettdecke hervorstrecken oder Sie decken sich sogar ganz ab. Typisch ist ein unangenehmer Geruch von Schweiß (vor allem Fußschweiß), Darmgasen sowie ganz allgemein von körperlichen Absonderungen. Durchfall treibt Sie morgens aus dem Bett oder wechselt sich mit Verstopfung ab. Das Mittel hilft auch nach Antibiotikagaben zur Gesundung der Darmflora und ganz generell nach akuten Krankheiten, wenn Müdigkeit, Schwäche, eine verzögerte Rekonvaleszenz, Schmerzen oder Schlafstörungen bestehen bleiben.

Sulfur hat sich bewährt bei: Hautausschlägen aller Art, Neurodermitis, Akne, Hämorrhoiden, Durchfall, Schlafstörungen, Hitzewallungen, Herzbeschwerden, Entzündungen, Sodbrennen sowie bei verschleppten oder unterdrückten Krankheiten und last but not least beim allergischen Heuschnupfen.

HINWEIS

Wann immer einer chronischen Krankheit ein Hautausschlag vorausging oder die Krankheit sich mit Hautausschlägen abwechselt bzw. einhergeht, sollten Sie an *Sulfur* denken.

LANGSAM BEGINNEN
Wir empfehlen eine einschleichende Dosierung, um Erstreaktionen (siehe Seite 107) zu vermeiden: Beginnen Sie mit einem Viertel der normalen Dosis (Seite 115). Bei guter Verträglichkeit täglich um ein Viertel bis zur Normaldosis steigern.

Charakteristisches Verhalten: Der *Sulfur*-Typ zeichnet sich durch ausgeprägte Kreativität und Leidenschaft aus. Er lebt für seine Kunst, theoretisiert, philosophiert, wirkt wie ein zerstreuter Professor, erscheint leicht ungepflegt und ungewaschen. Er steckt voller Ideen, ist tatkräftig und geschäftig, kann aber auch plötzlich eine Abneigung gegen den Beruf entwickeln und wird dann faul und melancholisch. Oft sind *Sulfur*-Menschen recht selbstsüchtig und reizbar, aber auch depressiv. Sie sind nicht besonders ordentlich und in der Regel nie pünktlich.

Wichtigste Symptome und Anwendungsgebiete:

> Juckende, brennende Haut mit und ohne Ausschlag; dabei wird häufig so lange gekratzt, bis die Stelle blutet.
> Hautausschläge sind zudem meist trocken und schuppig.
> Eitrige Ausschläge, Akne, Abszesse, Furunkel
> Tagsüber können Hände und Füße kalt sein, nachts strecken Sie aber die heißen Füße aus dem Bett hervor.
> Alle Körperöffnungen (Mund, Nase, After) sind rot.
> Durchfall treibt Sie morgens aus dem Bett.
> Alle Körperabsonderungen riechen unangenehm.
> Vormittags um 11 Uhr bekommen Sie oft einen kleinen Schwächeanfall und müssen unbedingt etwas essen.
> Verlangen nach Süßigkeiten
> Längeres Stehen fällt schwer.
> Unterbrochener Schlaf, schlaflos zwischen 2 und 5 Uhr

Modalitäten: Verschlechterung durch (Bett-)Wärme, langes Stehen, Baden, Waschen, vormittags und abends. Frische Luft tut dagegen gut.

Mittel bei vorwiegend trockenem Hautausschlag/Ekzem:
Sulfur: Rote, trockene, schuppige Hautausschläge mit quälendem Juckreiz; Sie kratzen sich blutig; Bettwärme ist unerträglich; be-

währt bei Neurodermitis und Hautausschlägen sowie nach Antibiotika- oder Kortisonbehandlung.

Cardiospermum (Seite 110): Entzündliche und allergische Hautausschläge (durch Arznei- oder Waschmittel, Insektenstiche), meist trocken, aber auch nässend oder mit Nesselsucht und Jucken; nach dem Kratzen nässt die Haut.

Belladonna (Seite 51 ff.): Tomatenroter, heißer, geschwollener, extrem berührungsempfindlicher Hautauschlag; bewährt bei akuter Entzündung mit brennenden, pochenden Schmerzen

Apis (Seite 65 ff.): Blassroter, heißer, geschwollener, extrem berührungsempfindlicher Hautausschlag, der sich oft rau anfühlt; besser durch kalte Anwendungen; bewährt bei akuter Entzündung mit stechenden Schmerzen

Arsenicum album (Seite 48): Brennender, auch juckender Hautausschlag, trocken, feucht oder Nesselsucht; besser durch warme Anwendungen; sie sind unruhig und ängstlich; bewährt bei chronischen Hautausschlägen und Geschwüren

Mittel bei eher nässender Haut, Bläschen und Nesselsucht:

Cardiospermum (Seite 110): Entzündliche, oft auch allergische Hautausschläge (durch Arznei- oder Waschmittel, Insektenstiche), trocken oder nässend, mit Nesselsucht und Jucken; nach dem Kratzen nässt die Haut.

Apis (Seite 65 ff.): Blassrote Haut, heiß, geschwollen mit Quaddeln; stechende Schmerzen, die durch Kälte besser werden

Rhus toxicodendron (Seite 72 ff.): Juckende Bläschen mit rotem Rand, evtl. auch trockene Hautausschläge; starker Juckreiz macht Sie rastlos; Wärme bessert; bewährt auch bei Fieberbläschen, Lippenherpes, Windpocken, Urtikaria und Herpes zoster. Die Haut ist empfindlich gegen kalte Luft.

Dulcamara (Seite 82): Nesselsucht aufgrund von Kälte oder Nässe (sogenannte Kälte-Urtikaria)

Hypericum (Seite 75): Bewährt bei Sonnenallergie

ERSTE-HILFE BEI BLÄSCHENAUSSCHLAG

Bei juckenden Bläschen (v. a. Fieberbläschen und Lippenherpes) durch Sonne, Hitze, Aufenthalt am Meer, Verzehr von Meerestieren, Erkältung oder Kummer hilft oft das biochemische Mittel *Natrium chloratum D12*. Dosierung: 3-mal tgl. 2 Tabletten.

CARDIOSPERMUM – das homöopathische Kortison

Der *Herzsame* ist ein neueres Mittel in der Homöopathie, das sich bei entzündlichen allergischen Reaktionen von Haut, Schleimhäuten und Gelenken sehr bewährt hat. Man vermutet eine kortisonähnliche Wirkung, allerdings ohne dessen zum Teil gravierende Nebenwirkungen.

Bewährt bei: entzündlichen und allergischen Hauterkrankungen, Ekzemen, Nesselsucht, Hautjucken, Arznei- und Waschmittelhautausschlägen, Insektenstichen, Heuschnupfen, leichten Verbrennungen, Gelenkentzündungen (Arthritis) und Rheuma.

Dosierung und Anwendung: *Cardiospermum D2* als Tropfen, Globuli oder Tabletten (auch als Halicar®-Salbe äußerlich), anfangs stündlich bis alle 2 Stunden eine Gabe. Ab dem zweiten Tag alle 2 bis 3 Stunden, ab dem dritten Tag 3-mal täglich.

Die wichtigsten Mittel bei Allergien:
> *Cardiospermum:* Allergische Reaktionen aller Art, vorwiegend im Bereich der Haut
> *Apis* (Seite 65 ff.): Bei Schwellungen wie nach einem Bienenstich, blassrot, heiß, brennend, später auch juckend; besser durch Kälte und kalte Anwendungen; die Symptome entwickeln sich rasant; große Unruhe, Zittern, Zucken und Rücken
> *Sulfur* (Seite 107 ff.): Nach der Einnahme von Antibiotika; kleine Pickel, die stark jucken und durch Waschen oder Bettwärme schlechter werden
> *Nux vomica* (Seite 44 ff.): Reaktionen auf der Haut oder Verdauungsstörungen (besonders bei Übelkeit und Verstopfung) nach Medikamenteneinnahme
> *Okoubaka* (Seite 47): Unverträglichkeit von Nahrungsmitteln mit Durchfall, Erbrechen, Übelkeit und Schmerzen

WICHTIG

Im Falle schwerer allergischer Anfälle und Krisen umgehend einen Arzt oder Notarzt verständigen. Gerade beim allergischen Schock oder bei allergischem Asthma müssen Sie sofort Hilfe rufen!

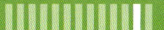

ALLIUM CEPA – wenn die Nase läuft

Allium cepa, die Küchenzwiebel, ist eine bewährte Medizin in der Homöopathie. Die Symptome? Hier schlagen wir Ihnen ein kleines Experiment vor: Riechen Sie an einer frisch angeschnittenen scharfen Zwiebel und erleben Sie selbst eine kleine homöopathische Arzneimittelprüfung.

Bewährt bei: Heuschnupfen und Erkältung mit Schnupfen, Husten und Ohrenschmerzen.

Wichtigste Symptome und Anwendungsgebiete:

> Heftiger, andauernder Niesreiz mit wässrigem scharfen Schnupfen und wunder roter Nase
> Ständiges Tröpfeln aus der Nase
> Brennende, rote, tränende Augen, aber milde Tränen
> Bellender Reizhusten mit rauer Stimme; der Kehlkopf fühlt sich an wie zugeschnürt.
> Heiserkeit und Kitzelreiz mit steter Neigung zum Hüsteln
> Schmerzen ziehen vom Hals in die Ohren
> Geruchsempfindlichkeit
> Die Beschwerden werden besser an der frischen Luft und im Kühlen, sie verschlimmern sich abends, mit nassen Füßen und in warmen Räumen.

Die wichtigsten Mittel bei allergischem (z. B. Heu-)Schnupfen:
Allium cepa: Starker Niesreiz mit scharfem Fließschnupfen und roten brennenden Augen; die Tränen sind mild.
Euphrasia (Seite 112): Die Augen tränen und sind gerötet; wobei die Tränen scharf und wundmachend sind, das Auge ist extrem lichtempfindlich; auch viel Niesen und Fließschnupfen kommen vor, doch das Sekret ist mild.
Arsenicum album (Seite 48): Ständiges Niesen mit scharfem, brennendem, wässrig-dünnem Nasensekret; anders als die beiden anderen Mittel verschlimmert Kälte und frische Luft; nachts ist die Nase oft verstopft; eine asthmatisch-ziehende Atmung ist typisch.

GU-ERFOLGSTIPP

BEI HEUSCHNUPFEN

Galphimia glauca D4 und *Luffa D12* haben sich zusätzlich bei Heuschnupfen bewährt. Nehmen Sie beide Mittel anfangs in stündlichem Wechsel, anschließend alle 3 bis 6 Stunden im Wechsel eine Gabe.

EUPHRASIA – wenn die Augen tränen

Euphrasia (Augentrost) ist das wichtigste Mittel in der Homöopathie bei (allergischen) Augenerkrankungen. Besonders hohe Wirksamkeit konnte bei der Behandlung von Bindehautentzündung nachgewiesen werden.

Bewährt bei: allergischen Augenproblemen, Heuschnupfen, Bindehautentzündung und grippalem Infekt.

Die wichtigsten Symptome und Anwendungsgebiete:

> Sehr lichtempfindliche Augen, vor allem künstliches Licht wird nicht vertragen; beim Lesen verschwimmen die Buchstaben.
> Anfangs meist Sandgefühl, dem reichlicher Tränenfluss folgt
> Reichlich scharfe, die Augen reizende Tränen, dagegen milder (Fließ-)Schnupfen
> Eitrige Absonderungen, die die Augen verkleben
> Brennende geschwollene Augenlider
> Dumpfe Stirnkopfschmerzen, die sich im Freien bessern
> Husten mit Kitzeln im Kehlkopf und zähem Schleim, der beim Räuspern reichlich hochkommt
> Verbesserung im Dunkeln und an der frischen Luft, Verschlechterung in warmen Räumen sowie durch Kunstlicht und im Wind

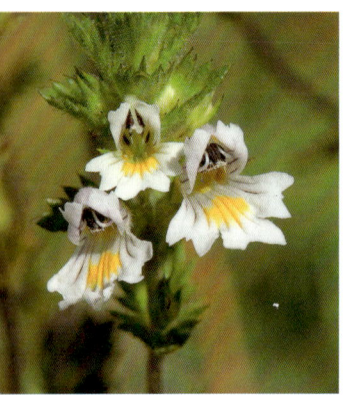

Euphrasia, der Augentrost, kann auch äußerlich angewendet werden, in Form von *Euphrasia Augentropfen* in der Potenz D3.

GU-ERFOLGSTIPP HAUPTMITTEL GEGEN WARZEN

Eines der am häufigsten gekauften Homöopathika in Deutschland bei Hautproblemen ist *Thuja* (Lebensbaum), ein wichtiges Mittel gegen Warzen und Polypen. Besonders bewährt hat sich das Mittel, das aus der Thujahecke hergestellt wird, bei fleischigen Warzen, die bluten oder nässen, sowie bei Polypen in Nase, Gebärmutter und Darm. *Thuja* gibt es auch als Tinktur zur äußerlichen Behandlung. Potenz und Dosierung wie auf Seite 115 beschrieben.

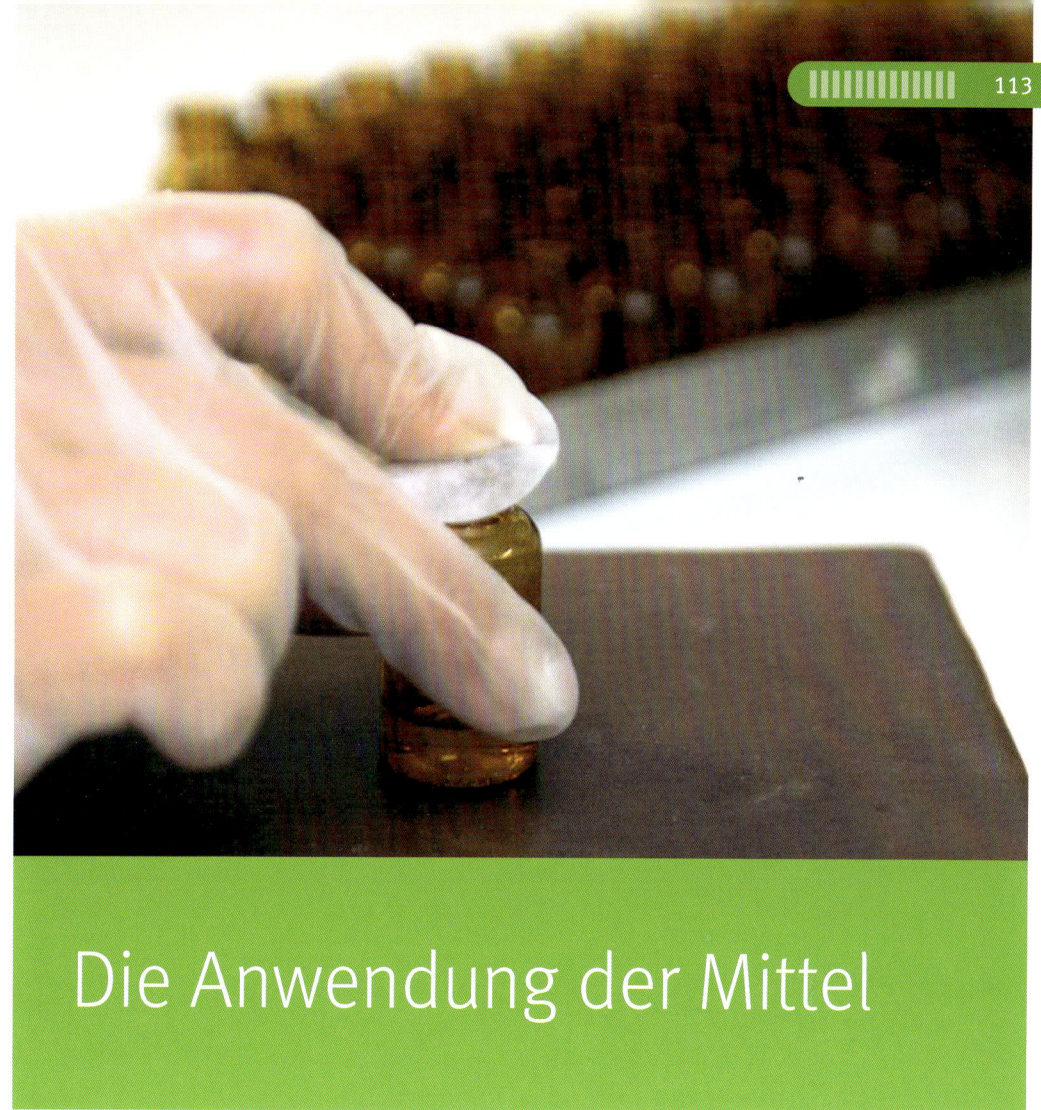

Die Anwendung der Mittel

Das Einzigartige an Samuel Hahnemanns Heilmethode ist die Potenzierung. Diese unterscheidet die Homöopathie grundsätzlich von der Phytotherapie, in der man Pflanzenauszüge oder auch ganze Blüten wie Kamille oder Blätter wie Salbei verwendet. Viele Menschen denken: Wenn Pflanzen verwendet werden, dann ist es automatisch Homöopathie. Weit gefehlt! Die Potenzierung ist die wichtigste Säule, die das Schloss zu Körper und Seele öffnet und dadurch ihre besondere Wirkung entfaltet.

DIE DREI SÄULEN DER HOMÖOPATHIE

Das *Ähnlichkeitsprinzip*, »Ähnliches möge durch Ähnliches geheilt werden«, besagt, dass eine Arznei, die bei einem gesunden Menschen bestimmte Symptome auslöst, genau diese Symptome bei einem kranken Menschen heilen kann. Beispiel: Wenn Sie von einer Biene gestochen werden, entstehen eine Rötung, ein stechender Schmerz und eine Schwellung. Verdünnt und verschüttet man das Gift der Biene, so ist es dazu in der Lage, diese Symptome zu kurieren.

Bei der *Arzneimittelprüfung* werden die einzelnen Mittel von gesunden Menschen getestet, d. h. sie nehmen ein bestimmtes Mittel so lange ein, bis Symptome auftreten, die zu dem Mittel gehören. Diese werden sorgfältig notiert und zu einem Arzneimittelbild zusammengefasst. Auf diese Weise entstand – und dies geschieht auch heute noch – ein Wir-kungskatalog für jedes einzelne Homöopathikum (Materia medica).

Zur *Potenzierung* wird von der Ausgangssubstanz, z. B. Kamille, zunächst ein alkoholischer Auszug hergestellt (Urtinktur). Anschließend beginnt die Verdünnung. Dazu wird ein Tropfen der Urtinktur im Verhältnis 1:10 mit einem Alkohol-Wasser-Gemisch verdünnt und anschließend genau 10-mal zur Verschüttelung auf ein Lederkissen geklopft. So entsteht eine D1-Potenz (D = Dezimal). Nimmt man davon wiederum einen Teil, verdünnt und verschüttelt diesen erneut im Verhältnis 1:10, dann ensteht eine D2-Potenz. Dieser Vorgang kann bis zu einer D100.000 wiederholt werden. Von einer C1-Potenz spricht man, wenn ein Teil des Wirkstoffes im Verhältnis 1:100 (Centesimal) verdünnt und anschließend 10-mal verschüttelt wird.

Welche Potenz ist die Richtige?

Mit D12-Potenzen sind Sie in der Eigentherapie auf der sicheren Seite. Diese wirken vornehmlich auf der körperlichen Ebene, jedoch ohne unerwünschte Nebenwirkungen. Bei einigen Mitteln werden in diesem Ratgeber andere Potenzen empfohlen, auf diese wird gesondert hingewiesen.

Die verschiedenen Darreichungsformen

Besonders beliebt sind Globuli (Kügelchen), die auf der Basis von Rohrzucker (Firma DHU) hergestellt werden, welche mit der homöopathischen Lösung versehen werden. Da sie keinen Alkohol enthalten, sind sie vor allem für Kinder gut geeignet. Außerdem

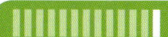

schmecken sie sehr angenehm und sind einfach zu dosieren. Aus diesen Gründen werden Globuli besonders häufig empfohlen. Alternativ gibt es Tabletten – diese enthalten jedoch Milchzucker – sowie alkoholhaltige Tropfen. Alle drei Darreichungsformen wirken gleich gut.

Was ist bei der Einnahme zu beachten?

Am besten nehmen Sie Ihre Arznei eine halbe Stunde vor oder nach dem Essen ein. Wenn Sie einen Löffel verwenden, sollte er aus Plastik oder Holz sein, nicht aus Metall. Das Coffein in Kaffee oder Cola kann die Wirkung Ihres Mittels beeinträchtigen, deshalb sollten Sie diese Getränke während der Behandlung meiden. Auch starke ätherische Öle wie Menthol oder Kampher können die Wirkung stören.

Welche Menge soll es sein?

Eine homöopathische Gabe besteht wahlweise aus:
> Fünf Globuli (Kügelchen), die man im Mund zergehen lässt
> Fünf Tropfen, nach Bedarf mit Wasser verdünnt
> Einer Tablette

Erwachsene nehmen jeweils eine Gabe, die je nach Intensität der Beschwerden wiederholt wird (siehe unten).
Kindern unter sechs Jahren gibt man jeweils drei Globuli, eine halbe Tablette und nur, wenn es sich nicht vermeiden lässt, drei Tropfen. Letztere sollte man wegen des Alkoholgehalts und -geschmacks mit Wasser verdünnen.

Die Dosis ist abhängig von der Intensität der Beschwerden:
> Im *hochakuten Fall* nehmen Sie alle 10 bis 30 Minuten jeweils fünf Kügelchen (eine Gabe) einer D12, jedoch nicht öfter als 10-mal hintereinander. Zu den hochakuten Fällen zählen zum Beispiel plötzliches hohes Fieber, starke Schmerzen oder auch ein Schockerlebnis. Letzteres kann durch eine heftig ausbrechende Krankheit ebenso ausgelöst worden sein wie durch einen Unfall.

AUCH ALS SALBE
Einige homöopathische Mittel sind auch als Salbe zur äußerlichen Anwendung erhältlich, z. B. *Arnica-Salbe* zum Auftragen bei stumpfen Verletzungen.

WICHTIG
Nehmen Sie homöopathi-
sche Mittel nicht zu lange.
Sobald Sie merken, dass
die Beschwerden besser
werden, vergrößern Sie die
Abstände zwischen den
Einnahmen. Wenn Sie
keine Beschwerden mehr
verspüren, dann beenden
Sie die Einnahme und
beginnen erst wieder,
wenn die Beschwerden
zurückkehren.

> Im *akuten Fall* nehmen Sie alle ein bis zwei Stunden fünf Kügelchen. Sobald sich die Beschwerden bessern, vergrößern Sie die Abstände zwischen den einzelnen Gaben auf drei oder mehr Stunden. Folgen Sie dabei Ihrem Gefühl.

> Im *Normalfall*, also wenn Sie spüren, dass etwas im Anzug ist oder die ersten starken Beschwerden auf dem Rückzug sind, nehmen Sie 2- bis 3-mal täglich eine Gabe, und zwar so lange, bis die Beschwerden vollständig abgeklungen sind.

In chronischen Fällen nehmen Sie 1- bis 2-mal täglich fünf Kügelchen. Vorher sollten Sie einen Arzt oder Heilpraktiker um Rat fragen, der auf Homöopathie spezialisiert ist.

Wie erkenne ich, ob das Mittel wirkt?

Die Arznei wirkt, wenn sich Ihre Symptome nach der Einnahme deutlich verbessern. Im Normalfall zeigt sich dies zunächst an Ihrem Allgemeinbefinden: Sie fühlen sich ausgeglichener, stärker, zuversichtlicher, vitaler. Erst danach verschwinden die körperlichen Leiden. Bei hochakuten Beschwerden kann dies innerhalb weniger Minuten oder Stunden geschehen. In anderen, weniger akuten Fällen dauert es einige Tage oder sogar Wochen, bis die körpereigenen Immun- und Regulationskräfte wieder optimal funktionieren.

Im Praxisteil (ab Seite 31) ist nicht nur das Wirkspektrum der jeweiligen Arzneien aufgeführt, sondern auch die häufigsten Auslöser der Beschwerden sowie die Umstände, unter denen diese sich bessern oder verschlechtern. Wenn Sie alle drei Aspekte bei der Auswahl Ihrer Arznei beachten, so ist die Wahrscheinlichkeit am größten, dass diese Ihnen schnell und zuverlässig hilft.

Die Arznei wirkt nicht, wenn Ihre Beschwerden bestehen bleiben oder sich sogar verschlechtern und wenn Ihr Allgemeinbefinden keinerlei positiven Aufschwung erlebt. In diesem Fall passt das Mittel nicht genau genug zu Ihren Beschwerden. Schlagen Sie noch einmal auf Seite 23 nach, dort können Sie nachlesen, welche Fragen bei der Auswahl eines Mittels wichtig sind: Art der Beschwerden, Auslöser, Umstände, die sie verbessern oder verschlechtern, und gehen Sie dann in den Praxisteil (ab Seite 31), um eine passendere Arznei auszuwählen.

Ihre Arznei wirkt für eine kurze Zeit gut, dann aber nicht mehr. In diesem Fall kann es sein, dass sich die Beschwerden verändert haben und Sie nun ein Folgemittel brauchen. Wie beim Abpellen einer Zwiebel erscheint unter der obersten Schicht die nächste, welche vielleicht die Notwendigkeit einer anderen Arznei zutage bringt. Gehen Sie nach dem gleichen oben genannten Schema vor: Art der Beschwerden, Auslöser, Verbesserungen oder Verschlechterungen.

Wenn sich durch die Einnahme der Arznei gar nichts verändert, empfiehlt es sich dennoch, das Mittel einen weiteren Tag einzunehmen. Sollte dann immer noch nichts geschehen, so fragen Sie einen Homöopathie-Experten um Rat.

Mögliche Erstreaktionen

Wie bereits beschrieben, besteht das Prinzip der Homöopathie darin, vorhandene Beschwerden durch das passende Mittel minimal zu verstärken, um damit den Heilreiz auszulösen. Dies kann sich in manchen Fällen in Form einer Erstverschlimmerung der bestehenden Symptome zeigen, zum Beispiel durch einen kurzen Fieberschub oder durch verstärkte Sekretion, z. B. von Schleim, der sich in Nase, Hals und Bronchien löst.

Abwehrkräfte werden aktiv

Auch wenn sich dies im Augenblick ungewohnt anfühlen mag, so ist die Erstreaktion ein positives Zeichen. Sie verschwindet im Normalfall innerhalb weniger Stunden. Manchmal kann es geschehen, dass Symptome, die Sie aus früheren Zeiten kennen, ganz kurz noch einmal auftauchen, bevor sie endgültig vergehen. Eine Regel der Homöopathie besagt: Was zuletzt kam, geht zuerst. Und die Symptome, die unter der äußeren Schicht liegen, verschwinden rückwärts in der Reihenfolge ihres Erscheinens.

REISE RÜCKWÄRTS

Die Erfahrung lehrt, dass die Heilung ein Prozess ist, in deren Rahmen der Organismus die »Reise rückwärts« antritt. Beginnend mit den jüngsten Symptomen erleben Sie möglicherweise ein kurzes Comeback alter, längst vergessener Wehwehchen. Erst danach kann man von Heilung sprechen. Dieses Phänomen tritt in der Regel bei einer Therapie mit einer Hochpotenz auf.

Wie bewahre ich homöopathische Arzneien am besten auf?

Licht, Hitze und Strahlen wie z. B. durch Handys oder Röntgenkontrollen an Flughäfen schaden den Arzneien. Verwahren Sie Ihre Fläschchen oder Röhrchen am besten an einem dunklen Ort bei Zimmertemperatur. Für Handys gibt es mittlerweile spezielle Täschchen, die die Strahlung abfangen, d. h. wenn Sie Ihr angeschaltetes Handy zusammen mit homöopathischen Medikamenten in einer Tasche transportieren müssen, empfiehlt es sich, das Mobiltelefon in ein solches Täschchen zu stecken. Grundsätzlich sollten Sie Ihre Globuli nicht direkt neben dem Handy liegen lassen.

Wo bekomme ich homöopathische Arzneien?

In Ihrer Apotheke oder auch im Internet (Adressen Seite 123).

Sind die Mittel in irgendeiner Form gefährlich, wenn z. B. Substanzen wie Schlangengift oder Arsen enthalten sind?

Nein. Durch den homöopathischen Verdünnungsprozess sind die Ausgangsstoffe nur noch in so geringen Mengen vorhanden, dass sie keinen Schaden anrichten können. Sie sollten diese Ausgangsstoffe jedoch niemals unverdünnt einnehmen.

Kann ich Homöopathie in der Schwangerschaft einnehmen oder meinem Baby geben, wenn es geboren ist?

Ja, aber in der Schwangerschaft sollten Sie eine Hebamme oder einen homöopathisch erfahrenen Arzt oder Heilpraktiker fragen. Denn es gibt Arzneien, die Blutungen auslösen können.

Beeinträchtigen die Mittel Medikamente, die ich außerdem noch einnehmen muss?

Nein. Sie können Homöopathie mit jeder anderen Art von Medizin kombinieren. Die Wirkung wird nicht durch die Mittel gestört.

Kann ich durch Homöopathie die Einnahme anderer Medikamente reduzieren?

Ja, aber niemals auf eigene Faust. In diesem Fall sollten Sie mit Ihrem Arzt sprechen und gemeinsam mit ihm ein ganzheitliches Konzept entwickeln. Er muss über jede Veränderung informiert sein, damit er Sie optimal unterstützen und die Dosierung Ihrer Medikamente neu einstellen kann. Durch Homöopathie können Nebenwirkungen schulmedizinscher Medikamente oder auch Maßnahmen (z. B. von Chemo- oder Strahlentherapie bei einer Krebserkrankung) verringert werden.

Gibt es Studien zur Wirksamkeit der Homöopathie?

Ja, zahlreiche. Die renommierte Berliner Universitätsklinik Charité hat zusammen mit 103 niedergelassenen Ärzten fast 4000 Patienten aus allen Altersgruppen untersucht. 99 % von ihnen litten seit Jahren an chronischen Beschwerden wie Kopf- oder Rückenschmerzen, Allergien oder Bluthochdruck. Alle Patienten wurden zum ersten Mal mit Homöopathie behandelt. Die Ergebnisse waren überwiegend besser als die, welche bis dahin mit der Schulmedizin erzielt wurden. Die WHO (Weltgesundheitsorganisation) empfiehlt Homöopathie wegen ihrer guten Wirksamkeit und der verhältnismäßig geringen Kosten.

Wie finde ich einen qualifizierten Homöopathen?

Es gibt seriöse Vereinigungen wie den Bund Klassischer Homöopathen Deutschlands e. V. (BKHD) oder auch das Homöopathie-Forum e. V. (siehe Seite 123), die Therapeutenlisten mit qualifizierten und daher empfehlenswerten Homöopathen erstellen und den Patienten zur Verfügung stellen. Anhand dieser Listen können Sie feststellen, ob es einen entsprechenden Therapeuten in Ihrer Nähe gibt. In Deutschland existieren mittlerweile zwei Zertifizierungsstellen, bei denen sich Homöopathen zertifizieren lassen können, d. h. sie nehmen an einer regelmäßigen Überprüfung teil und bilden sich ständig fort. Scheuen Sie sich nicht, Therapeuten nach ihrer Qualifizierung zu fragen, viele erwähnen dies ohnehin auf ihrer Homepage.

Wie lange sind homöopathische Mittel haltbar?

Wenn Sie sich die Fläschchen in der Apotheke oder über das Internet besorgen, so enthalten diese einen Aufdruck mit dem Haltbarkeitsdatum. Dies ist lediglich eine Empfehlung des Herstellers. Wenn Sie die Medikamente schonend aufbewahren (siehe Seite 118), können Sie diese auch länger verwenden.

Ich möchte mir eine homöopathische Hausapotheke zulegen, welche Mittel sollten darin enthalten sein?

Dazu gibt es verschienene Empfehlungen, je nachdem, ob Sie eine spezielle Reiseapotheke wünschen, eine Apotheke für Ihr Kind oder für die ganze Familie. Lassen Sie sich bei Ihrer Apotheke beraten oder nutzen Sie die Empfehlungen von Sven Sommer unter www.svensommer.com.

Hier muss der Arzt oder ein erfahrener Homöopath helfen

Auch wenn die Homöopathie in den allermeisten Fällen effektive Hilfe oder zumindest Linderung bringt, gibt es doch immer wieder Situationen, in denen Sie eine Fachfrau oder einen Fachmann zu Rate ziehen sollten.

Die Voraussetzung, dass Homöopathie überhaupt wirken kann, ist, dass Ihre körpereigenen Regulationskräfte noch auf ein Mittel antworten können. Bei schweren Erkrankungen wie Krebs oder Multipler Sklerose sowie bei bestimmten Stadien von Diabetes können die Abwehrkräfte so geschwächt sein, dass sie nicht mehr auf ein Mittel bzw. nicht mehr auf eine niedrige Potenz reagieren. In diesem Fall ist für das Auffinden der ähnlichsten Arznei (Simillimum) viel Erfahrung nötig. Denn nur so können die Beschwerden zuverlässig und dauerhaft gelindert werden. Derartige Erkrankungen sollten Sie nicht in Eigenregie behandeln.

Wann wird eine Krankheit chronisch?

Auch wenn sich eine Erkrankung über einen langen Zeitraum hinzieht, also mehr als vier Wochen, muss das gesamte Krankheitsgeschehen von einem Experten betrachtet werden. Seine Erfahrung und sein Wissen sind Ihr bester Begleiter.

Als chronisch bezeichnet man eine Krankheit, die Ihr Organismus aus eigener Kraft nicht heilen kann. Sie spüren zwar vielleicht gelegentliche Phasen der Besserung, insgesamt schreitet die Erkrankung aber voran.

Chronisch ist eine Krankheit auch dann, wenn sie zwar zu verschwinden scheint, aber dennoch in regelmäßigen Abständen wieder auftaucht. In diesem Fall setzt Ihr Therapeut höhere Potenzen ab D/C30 oder höher ein, um einen nachhaltigeren Heilreiz auszulösen. Auch hier kann es sein, dass das Mittel öfter gewechselt werden muss, um eine dauerhafte Genesung zu erreichen. Hohe Potenzen sollten Sie nicht ohne Rücksprache mit Ihrem Behandler einnehmen, denn sie wirken lange – mehrere Wochen bis Monate – und intensiv. Die Erstverschlimmerung kann hier stärker ausfallen, und was Ihr Arzt oder Heilpraktiker

verhindern möchte, ist, dass Sie das falsche Mittel nehmen und zu Ihren ursprünglichen Beschwerden noch weitere hinzubekommen. Die Wirkung einer niedrigen Potenz wie D12 verfliegt rasch. Wenn das Mittel nicht passt, kann man es entsprechend schnell wechseln. Das ist bei einer Hochpotenz nicht immer möglich, zumindest bedarf es dazu fundierter Kenntnisse in Klassischer Homöopathie und einige Erfahrung im Umgang mit Potenzen jenseits der C30.

Grenzen der Selbstmedikation

Die »magischen 11« der Homöopathie wirken dann am schnellsten und besten, wenn akute Symptome auftreten und Sie das Gefühl haben, dass Sie die Lage mit Hilfe sanfter Medizin gut in den Griff bekommen. Immer dann, wenn Sie noch keinen Schulmediziner aufsuchen würden, können Sie sich selbst behandeln. In den allermeisten Fällen stellt sich der Erfolg dann auch schnell und ohne Komplikationen ein.

Anders ist die Lage jedoch, wenn plötzlich Beschwerden auftreten, die außerordentlich heftig sind, Ihnen bedrohlich erscheinen und die Sie in dieser Form auch noch nie erlebt haben.

In solchen Fällen rufen Sie Ihren Arzt oder Heilpraktiker. Dasselbe gilt, wenn die Kurve Ihres Wohlbefindens kontinuierlich abwärts weist, ohne dass Sie sagen könnten, woran es liegt.

IMMER VOLL IM TREND

Seit den Anfängen der Homöopathie vor über 200 Jahren hat sich viel getan. Aus den ersten Versuchen Hahnemanns haben sich Bestseller herauskristallisiert, auf die sich Mütter und Manager genauso verlassen wie Hochleistungssportler – allen voran die deutsche Nationalelf. Aber auch begnadete Musiker von Ludwig van Beethoven bis Paul McCartney; berühmte Maler wie Vincent van Gogh oder Komödianten wie Eckart von Hirschhausen bauen auf die Heilkraft der unscheinbaren weißen Kügelchen. Doch damit nicht genug – sogar Helden wie der amerikanische Präsident Abraham Lincoln oder Heilige wie Mutter Teresa legten ihre Gesundheit in die Hände Samuel Hahnemanns und seiner Schüler.

Bücher, die weiterhelfen

Bailey, Ph. M.:
Psychologische Homöopathie,
Knaur Verlag, München

Heepen, H. G.:
Schüßler-Salze
Gräfe und Unzer Verlag, München

Heepen, H. G.:
Schüßler-Salze GU Kompass
Gräfe und Unzer Verlag, München

Kerckhoff, A. / Wiesenauer, M.:
Homöopathie für die Seele
Gräfe und Unzer Verlag, München

Kirschner-Brouns, S. / Wiesenauer, M.:
Homöopathie – Das große Handbuch
Gräfe und Unzer Verlag, München

Knapp, S. / Wiesnauer, M.:
Homöopathie für Schwangerschaft und Babyzeit
Gräfe und Unzer Verlag, München

Scheffer, M.:
Die Original Bach-Blütentherapie zur Selbsthilfe: das kompakte Grundlagenbuch,
Hugendubel Verlag, München

Sommer, S.:
GU Kompass Homöopathie
Gräfe und Unzer Verlag, München

Sommer, S.:
Der große GU Kompass Homöopathie
Gräfe und Unzer Verlag, München

Sommer, S.:
GU Kompass Homöopathie für Kinder
Gräfe und Unzer Verlag, München

Sommer, S.:
Der große GU Kompass Homöopathie für Kinder
Gräfe und Unzer Verlag, München

Sommer, S.:
GU Kompass Homöopathie in der Schwangerschaft
Gräfe und Unzer Verlag, München

Sommer, S.:
Homöopathie ab 50
Gräfe und Unzer Verlag, München

Sommer, S.:
Homöopathie. Sanfte Selbsthilfe
Gräfe und Unzer Verlag, München

Stumpf, W.:
Homöopathie
Gräfe und Unzer Verlag, München

Stumpf, W.:
Homöopathie für Kinder
Gräfe und Unzer Verlag, München

Ullman, D.:
The Homeopathic Revolution,
North Atlantic Books

Vithoulkas, G.:
Medizin der Zukunft.
Wenderoth Verlag, Kassel

Wenzel, P.:
Hausapotheke
Gräfe und Unzer Verlag, München

Wiesenauer, M.:
Homöopathie Quickfinder
Gräfe und Unzer Verlag, München

Adressen, die weiterhelfen

Deutsche Gesellschaft für Klassische Homöopathie e. V. (DGKH)

Saubsdorferstr. 9, D-86807 Buchloe,
www.dgkh-homoeopathie.de.
Hier erhalten Sie Informationen zu neuen
Erkenntnisse in der Homöopathie und
Hinweise auf spannende Fachvorträge

Bund Klassischer Homöopathen Deutschlands e. V. (BKHD)

Schäftlarnstr. 162, D-81371 München,
www.bkhd.de.
Zentrales Therapeutenregister qualifizierter
HomöopathInnen

Homöopathie-Forum e. V.

Grubmühlerfeldstr. 14a+b, D-82131 Gauting,
www.homoeopathie-forum.de.
Organisation klassisch homöopathisch
arbeitender HeilpraktikerInnen mit zentralem
Therapeutenregister

Natur und Medizin e. V.

Am Deimelsberg 36, D-45276 Essen,
www.naturundmedizin.de.
Die größte Bürgerinitiative für Naturheilkunde,
Homöopathie und andere komplementäre
Heilverfahren in Europa mit aktuellen Veröffent-
lichungen zu diversen Gesundheitsthemen

Deutsche Homöopathie-Union (DHU)

Ottostr. 24, D-76227 Karlsruhe, www.dhu.de.
Informationen zu homöopathischen Einzel- und
Komplexmitteln sowie zu Schüßler-Salzen, aber
auch aktuelle Veröffentlichungen und Buchtipps

Deutsches Netzwerk für Homöopathie

Kanalstr. 38, D-22085 Hamburg,
www.homoeopathie-heute.de.
Fragenbaum zum passenden homöopathischen
Mittel, Adressen von Fachärzten und -apotheken
in Ihrer Nähe sowie Infoveranstaltungen

ÖSTERREICH

Österreichische Gesellschaft für homöopathische Medizin (öghm)

Mariahilferstr. 110, A-1070 Wien,
www.homoeopathie.at.
Arztsuche, homöopathische Ambulanzen,
Lexikon, Expertenforum

SCHWEIZ

Schweizerische Ärztegesellschaft für Homöopathie (SAHP)

Butzibachstr. 31b, CH-6023 Rothenburg,
www.gesund.ch.
Informationen zu Dienstleistungen und
Aktivitäten der Alternativmedizin in der
Schweiz, inkl. Adressen von Therapeuten

Arzneimittelregister

Beschwerden-register

Impressum

Projektleitung: Ilona Daiker

Lektorat: Dorit Zimmermann

Layout: independent Medien-Design

Herstellung: Petra Roth

Satz: Uhl + Massopust, Aalen

Reproduktion: Repro Ludwig, Zell am See

Druck: Firmengruppe APPL, aprinta druck,
Wemding

Bindung: Firmengruppe APPL, sellier druck,
Freising

ISBN 978-3-8338-0501-1

6. Auflage 2010

Bildnachweis

alimdi: Seite 112; Blickwinkel: Seite 68, 99; Caro:
Seite 8; Corbis: Seite 30/31, 64, 103; DHU: Seite
113; Beat Ernst:, Seite 14, 36, 43, 50, 55, 71, 78,
83, 85, 90, 96, 105; Bildagentur Online: Umschlag-
innenseite/ Seite 1; Das Fotoarchiv: Seite 61;
FreeLens Pool: Seite 25; GU Archiv: Seite 6/7
(M. Weber); Jump: Umschlag hinten rechts,
Seite 19, 32, 39; Roland Spohn: Seite 47, 92; Vario
Press: Seite 57; Marcel Weber: Umschlag vorne;
Wildlife: Seite 106

Syndication: www.jalag-syndication.de

Umwelthinweis

Dieses Buch wurde auf chlorfrei gebleichtem
Papier gedruckt. Um Rohstoffe zu sparen, haben
wir auf Folienverpackung verzichtet.

Wichtiger Hinweis

Die Gedanken, Methoden und Anregungen in die-
sem Buch stellen die Meinung bzw. Erfahrung der
Verfasser dar. Sie wurden von den Autoren nach
bestem Wissen erstellt und mit größtmöglicher
Sorgfalt geprüft. Sie bieten jedoch keinen Ersatz
für persönlichen kompetenten medizinischen Rat.
Jede Leserin, jeder Leser ist für das eigene Tun und
Lassen auch weiterhin selbst verantwortlich. Weder
die Autoren noch der Verlag können für eventuelle
Nachteile oder Schäden, die aus den im Buch ge-
gebenen praktischen Hinweisen resultieren, eine
Haftung übernehmen.

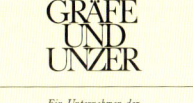

GRÄFE
UND
UNZER

Ein Unternehmen der
GANSKE VERLAGSGRUPPE

Die GU-Homepage finden Sie im Internet unter
www.gu.de

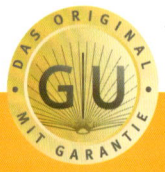

Unsere Garantie

Mit dem Kauf dieses Buches haben Sie sich für ein Qualitätsprodukt entschieden. Wir haben alle Informationen in diesem Ratgeber sorgfältig und gewissenhaft geprüft. Sollte Ihnen dennoch ein Fehler auffallen, bitten wir Sie, uns das Buch mit dem entsprechenden Hinweis zurückzusenden. Gerne tauschen wir Ihnen den GU-Ratgeber gegen einen anderen zum gleichen oder zu einem ähnlichen Thema um.

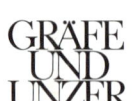

Ein Unternehmen der
GANSKE VERLAGSGRUPPE

Liebe Leserin und lieber Leser,

wir freuen uns, dass Sie sich für ein GU-Buch entschieden haben. Mit Ihrem Kauf setzen Sie auf die Qualität, Kompetenz und Aktualität unserer Ratgeber. Dafür sagen wir Danke! Wir wollen als führender Ratgeberverlag noch besser werden. Daher ist uns Ihre Meinung wichtig. Bitte senden Sie uns Ihre Anregungen, Ihre Kritik oder Ihr Lob zu unseren Büchern. Haben Sie Fragen oder benötigen Sie weiteren Rat zum Thema? Wir freuen uns auf Ihre Nachricht!

GRÄFE UND UNZER VERLAG
Leserservice
Postfach 86 03 13
81630 München

Wir sind für Sie da!
Montag–Donnerstag: 8.00–18.00 Uhr
Freitag: 8.00–16.00 Uhr
Tel.: 0180 - 500 50 54*
Fax: 0180 - 501 20 54*
E-Mail: leserservice@graefe-und-unzer.de

*(0,14 €/Min. aus dem deutschen Festnetz,
Mobilfunkpreise maximal 0,42 €/Min.)

Neugierig auf GU?
Jetzt das GU Kundenmagazin und die GU Newsletter abonnieren.

Wollen Sie noch mehr Aktuelles von GU erfahren, dann abonnieren Sie unser kostenloses GU Magazin und/oder unseren kostenlosen GU-Online-Newsletter. Hier ganz einfach anmelden:
www.gu.de/anmeldung